U0198639

肿瘤六经辨证法

吴雄志 著

辽宁科学技术出版社
·沈阳·

图书在版编目（CIP）数据

肿瘤六经辨证法 / 吴雄志著 . — 沈阳：辽宁科学技术
出版社，2022.6（2024.3 重印）
ISBN 978-7-5591-2496-8

Ⅰ . ①肿… Ⅱ . ①吴… Ⅲ . ①肿瘤—中西医结合疗法
Ⅳ . ① R730.59

中国版本图书馆 CIP 数据核字（2022）第 066077 号

出版发行：辽宁科学技术出版社
　　　　　（地址：沈阳市和平区十一纬路 25 号 邮编：110003）
印 刷 者：辽宁新华印务有限公司
经 销 者：各地新华书店
幅面尺寸：145mm×210mm
印　　张：7.25
字　　数：210 千字
插　　页：12
出版时间：2022 年 6 月第 1 版
印刷时间：2024 年 3 月第 3 次印刷
责任编辑：寿亚荷
封面设计：王艺晓
封面制作：刘冰宇
责任校对：刘　庶　赵淑新
书　　号：ISBN 978-7-5591-2496-8
定　　价：60.00 元

联系电话：024-23284370，13904057705
邮购热线：024-23284502

序

　　我自幼贪玩，后喜游历，乃号江湖夜雨。人世间所有的黑暗，皆因为没有光。所谓一灯能灭千年暗，一智可破万年愚。天不生仲景，万古如长夜。五八之后，身体日衰。年老不以筋骨为能，既然走不动了，那就停下来讲学。转眼已过七载，余近视且加远视，远近皆不可视。因无明，灯不灭。人常笑余曰：瞎子点灯，愚乎？余答之曰：江湖夜雨十年灯，吾不知照人照己也。

云阳子
壬寅年春于海天阁镜心斋

目　录

第一章　肿瘤概论

第一节　形、气、神

肿瘤学科是和临床医学并行的一个学科，它涵盖肿瘤的生理、病理、诊断、治疗等内容。

一、疾病分形、气、神

疾病可以分为气化病、形质病和神志病，治疗疾病一定要区别开形、气、神，要有形、气、神的思想。比如，一个患者腹胀，首先考虑患者是不是功能性疾病，是不是慢性胃炎，如果用厚朴生姜半夏甘草人参汤不见效，再疏肝也不见效，再考虑患者是不是器质性疾病，患者是不是胃癌需要做胃镜，做腹部增强 CT 明确腹部有没有肿物，再考虑患者有没有精神异常，是不是抑郁症。如果是抑郁症，需要治疗抑郁症。抑郁症好了，患者的腹胀也就好了。

气化病是功能性疾病，是以代谢紊乱或者脏器功能紊乱为基础的疾病，治疗气化病是中医最擅长的。

形质病是器质性疾病。肿瘤就是器质性疾病，属于形质病。身体长了有形的东西如结石、肿瘤，属于器质性的改变，这些都是形质病。肾功能衰竭是功能衰竭，但功能衰竭的基础是结构的改变，所以也是器质性疾病。

我们讲六经辨证，讲六经病证归一法，每一条经都有归属。太阳经、少阳经、阳明经，三阳分在经、在腑。太阴经、少阴经、厥阴经，三阴分寒化、热化。不管三阳的在经、在腑，三阴的寒化、热化，六经都有形质病、气化病和神志病的区别。**所谓肿瘤六经辨**

证法，辨的就是肿瘤六经的形质病。六经形质病中最具代表性的一类疾病——肿瘤，是肿瘤六经辨证法的核心。形质病治疗起来有困难，因为形质病的治法与传统的中医内科学的治法有很大的区别。

二、肿瘤为形、气、神同病

肿瘤首先是形质病，但是它有气化的异常，肿瘤的压迫、占位会引起功能改变，加上肿瘤不断地消耗，导致患者出现恶病质。肿瘤的消耗就是气化的改变，但对于大多数肿瘤来讲它是继发的，它是由肿瘤所导致的，不是肿瘤根本的驱动因素。

当然，有个别肿瘤，气化的改变是它的驱动因素，比如胃癌，补气就有效，六君子汤治胃癌都有效。因为太阴主气，尤其是太阴脾的病，调气化能够复形质。绝大多数的肿瘤，调气化起不到复形质的作用，也就是说单纯调气化治不好肿瘤。

神志病也比较复杂，神分元神和识神。识神是大家感知到的眼、耳、鼻、舌、身、意，元神比较复杂，不属于本书的讨论范畴。

由于生命的组成比较复杂，肿瘤患者的神志改变也比较复杂，患者得了肿瘤以后就会伴随情绪的改变。

三、形、气、神贯穿六经辨证始终

形、气、神贯穿着六经辨证的始终。举个例子，太少两感证，麻黄附子细辛汤治疗功能性疾病，比如过敏性鼻炎、荨麻疹；太少两感证有形质病，《伤寒论》里没有给方，而《外科证治全生集》的阳和汤，就是麻黄附子甘草汤的变方，它把麻黄附子甘草汤中的附子改成肉桂，加了鹿角霜、地黄等补肾的药，再加了化痰的白芥子和土贝母。王洪绪原文说"乳岩乳癖加土贝母"，所以太少两感证的形质病是阳和汤加土贝母，而不是单纯的阳和汤。太少两感证还有神志病，比如防己地黄汤治疗精神分裂。我最近治疗的一个病，患者说白日见鬼。检查患者脑CT提示颞叶梗死，颞叶出现大面积的梗死以后，它的功能受到影响。当颞叶的功能受到影响以后，患者就会出现白日见鬼。因为颞叶的功能和灵魂出窍有关系，当人的大脑其他皮质已经因缺血失去功能，表现出死亡的征象，但颞叶还在活动，这个时候患者就会有灵魂出窍的感觉，随后他被抢救过来，他就觉得自己白日见鬼。这种情况就可以用防己地黄汤，因为孙思邈用防己地黄汤治白日见鬼，这是一个治疗神志病的例子。

再举一个形、气、神的例子来说明调气化与复形质的关系。"咳而脉浮者，厚朴麻黄汤主之"，厚朴麻黄汤治疗肺气肿、慢性支气管炎急性发作。"脉沉者，泽漆汤主之"，泽漆汤是六物黄芩汤加了紫参、泽漆、白前这3个药。紫参、泽漆、白前是3个抗肿瘤的药，这3个药是专门治疗肺癌的。白前是止咳药，现代药理证实白前有抗肺癌的作用，处方选的这3个药，都是针对肺癌的。原方用"泽漆三斤"，量很大，生姜的量也要用这么大。因为泽漆对胃有刺激，生姜能够拮抗泽漆的副作用。抗肿瘤药用的量都大。泽漆汤就是六物黄芩汤加了抗肿瘤药，六物黄芩汤治疗功能性疾病，再加抗肿瘤药治疗器质性疾病。

"脉沉者，泽漆汤主之"，患者不明原因咳嗽，没感冒，脉沉，可能就是肺癌相关阻塞性肺炎导致的。很多人出现不明原因的咳嗽，吃些化痰宣肺清热的药，就会有好转。肺癌引起的炎症，最初表现就是阻塞性肺炎，患者也会出现咳嗽。患者以为是老年慢性支气管炎（简称老慢支）犯了，中医辨证开了清热化痰的中药，吃了之后咳嗽有所好转。但是慢性支气管炎急性发作大多数由外感引发，"咳而脉浮者，厚朴麻黄汤主之"，患者脉浮是代表有外感，没感冒为什么咳嗽？因为脉沉，代表有占位。清热化痰的药第一次吃了见效，过3个月又咳嗽，再开些药吃，吃两周、3周，可能1个月才见效。第三次看病，患者咳出来的都是鲜血，赶紧找西医看病，西医问咳了多久了，患者说咳了快一年了，前面吃药挺有效的，每次都好，现在不好了。本来一个能手术的肺癌，中药治疗3个月，没有手术，就错过了最佳的手术时机。这样的误诊很常见，把肺癌相关阻塞性肺炎误诊为一般内科的咳嗽，这种情况很多。

肺癌相关阻塞性肺炎和内科咳嗽有什么区别？用听诊器去听固定性浊音，让患者先咳嗽，而后排痰，然后再用听诊器去听，如果还听到固定性浊音，这个位置可能就是肿瘤。

泽漆汤是六物黄芩汤加减。六物黄芩汤证：大、小鱼际红，用黄芩；手心潮湿，用桂枝；黄芩配桂枝，为六物黄芩汤。如果是肺癌，因为肺癌是太阴病，应加人参。但是六物黄芩汤治疗的是功能性疾病，而这是癌症，需要再加紫参、泽漆、白前。当然，这个方也治不好肺癌，但对有的肺癌有效，偶尔有治好的。实际上肿瘤的治疗很复杂，我用中药治愈的肿瘤非常多，但是我反对大家想单纯用中药治愈肿瘤。

四、肿瘤形、气关系涉及攻补问题

肿瘤形与气的关系，探讨的就是肿瘤攻与补的问题。传统的说法是肿瘤早期要攻，中期攻补兼施，晚期补，它是一个普遍的规律。但是有些病到晚期都要攻，有些病虽然是早期也要补。比如说因实致虚导致的肿瘤，一开始就必须攻。《金匮要略》讲大黄䗪虫丸证，"内有干血，肌肤甲错，形体羸瘦，腹满不能食"。大黄䗪虫丸证，患者消瘦乏力，肚子大，不能吃东西，骨瘦如柴，这是典型的肿瘤恶病质的表现。但是"内有干血"，需要用大黄䗪虫丸去攻，因为是因实致虚。虽然患者的脉没有力气，形体消瘦，但是重按沉取有力扎手，说明有占位，可能是恶性肿瘤，如果不把肿瘤治好，肿瘤就会不断地消耗。它的这种虚，补气没有效。比如我反复举的一个例子，一例卵巢癌患者，肿瘤 3 ~ 5cm，治了好几年，也没治好，中途也做过介入，但是一直靠中药维持，这个患者后来没挂上号，就找别的医生看。别的医生一看我的方子，就说方子开的不对，这么消瘦、虚弱的人，还用大黄䗪虫丸，他认为要用八珍汤。这个医生一般开十全大补丸，八珍汤加黄芪、桂枝，给患者吃了两个多月，患者腹大如鼓，肿瘤长到十几厘米，整个肚子膨起来像鼓一样，这个病无法控制了，患者再来找我，我说治不了了，患者又活了两个月就去世了。这个病就是张仲景讲的干血痨，因实致虚，当去其实，但是没有去实，补虚补得肿瘤越来越大，人变得更虚。这个就是因实致虚的例子。

还有一个很有代表性的例子叫因虚致实，比如胃癌。胃癌的发生，是由浅表性胃炎→萎缩性胃炎→不典型增生、肠上皮化生→胃癌的过程。大部分胃癌是虚证，在气虚的基础上最后发生了癌变，它的特点是因虚致实，需要补。比如来个西医不能手术的胃癌患者，医生开了六君子汤加半枝莲、白花蛇舌草，最后可能把胃癌短期治愈了。现在中医肿瘤学界，绝大多数专家治疗肿瘤都是用六君子汤加白花蛇舌草、半枝莲，这是有问题的，胃癌的经验并不适用其他肿瘤。

同样的，上海一个老中医用扶正祛邪法治疗肺癌，有效。因为肺癌是太阴病，它的代表方泽漆汤是六物黄芩汤加减，六物黄芩汤有人参、桂枝补气。可是把这个经验推广到其他肿瘤，效果就不一定很好。气虚对很多肿瘤来说并不是肿瘤的本质，大多数人以为免疫力低了才得肿瘤，其实在很多肿瘤患者中，早期去查他的免疫功能是正常的。随着肿瘤的进展，患者走向消耗，走向恶病质，走向肿瘤的中期、晚期。随着放、化疗，加上肿瘤的进展，患者逐渐出现免疫功能的低下。患者早期是免疫耐受，并没有免疫功能的低下，并没有免疫抑制。但是有些肿瘤早期就有免疫功能低下，免疫抑制。比如胃癌，它是气虚为本，形质为标，由气虚逐步导致了形质的改变，从浅表性胃炎、萎缩性胃炎、不典型增生、肠上皮化生，逐步发展成为胃癌。

但是，很多肿瘤不是这样的，所以形与气就反映到攻与补的问题。调气化能不能复形质？一般不能。除了气化是导致形质病的驱动因素，最具代表性的是胃癌，肺癌也是其一。胃癌，用四君子汤加白花蛇舌草、半枝莲治愈的概率虽然小，但是比肺癌大一些，经常可以见到一些零星的报道，或者没治愈，起码能缓解，生存期延长了。

肺癌比胃癌又要难一些，但是总体上呈现这个规律。把四君子汤治疗太阴肿瘤、治疗胃癌的经验放大到其他非太阴的肿瘤上，效果不好。

这种方法背后的机理，比如，人参里面含有人参皂苷，代表性为 Rg_3、Rh_2。Rg_3 可抑制肿瘤血管生成，抑制细胞分裂增殖，有抗肿瘤的活性。但是 Rh_2 可促进肿瘤血管生成，促进细胞分裂增殖，所以人参可以促进伤口愈合，提高代谢，人吃了人参精力会更好。人参同时具有抑制肿瘤和促进肿瘤的两种相反的功效，用好了就可能是抑制肿瘤，用不好就可能是促进肿瘤进展。应用时要看患者有没有气虚的症状，大黄䗪虫丸证就有气虚的症状，患者是因实致虚，可能有虚证，但是实证是根本原因。

五、症状改善与肿瘤缓解可能不平行

还有一个问题，肿瘤患者的症状改善与肿瘤缓解不见得平行。症状改善是气化的好转，肿瘤缓解是形质的改变，有时症状改善则肿瘤缓解。太阴病的肿瘤，有时候症状改善，肿瘤就缓解；肺癌的咳嗽，咳嗽减轻，肺癌肿块小了。肺癌肿块小了，咳嗽减轻；肺癌的乏力，乏力减轻了，肿瘤有的也会减小，因为这是气虚导致的肿瘤。但是有时候症状改善，肿瘤并没有缓解，比如说部分肺癌伴阻塞性肺炎，输点消炎药，咳嗽都能减轻，那是不是消炎药就把这个病治好了呢？不是。

还有的症状改善，肿瘤却在进展。因实致虚的卵巢癌，用八珍汤、十全大补丸，刚开始吃，代谢改善了，精神也好了，但吃上 1 个月后，出现肚子胀，腹大如鼓。症状改善了，肿瘤进展了。肿瘤占位、压迫导致的症状，调气化基本不能缓解，改善不了症状。比如皮革胃，胃里面的肿瘤细胞沿着胃壁爬行，最后胃变得就像皮革一样不能蠕动，用厚朴生姜半夏甘草人参汤去理气，几乎无效。因为这个症状，不是气化本身的问题，是肿瘤的占位与压迫所导致的。比如肿瘤导致的肠梗阻，如果是肿瘤的压迫，或者说不完全梗阻，或者说肿瘤患者吃东西不好，导致食物推动功能差了，而肠道里有硬结的大便，出现单纯性肠梗阻，承气汤之类有效。如果是肿瘤压迫，或者肠腔里面的肿瘤把肠子堵死了，吃了承气汤不仅不见效，反而加重症状。因为吃了承气汤，其中的芒硝引起肠道分泌物增加，肠道大量积水，水在肠里面，肠腔积液出不来，反而越吃越难受。这种肠梗阻，不把肿瘤切除，肠梗阻缓解不了。如果肿瘤切不了，那就得造瘘。妄想用大承气汤、小承气汤、大柴胡汤之类把患者的肠道弄通，那是不可能的。处理复杂疑难的疾病，医生需要有现代医学的知识。

国外有新的临床研究发现，采用了传统医学治疗，主要是中医，患者总体生存时间缩短，肿瘤患者不用中医治疗比用中医治疗生存时间更久。这个研究背后的意义说明不恰当的中医治疗，会让患者生存时间更短。因为大部分治疗肿瘤的中医，没有接受过中医肿瘤学的训练，还是以传统教科书《中医内科学》上的知识治疗肿瘤，结果就会使肿瘤患者的生存期缩短。所以要想治疗肿瘤，医生要接受肿瘤学的专业训练。

六、阴阳与形、气关系

《黄帝内经》还讲了阴阳与形、气的关系。"阳化气，阴成形"。温阳可以改善机体的功能，阳气不够，人体的代谢水平就比较低下；阴气太多，就容易长有形的肿物，也就是说，中医治疗肿瘤要温阳。但是《黄帝内经》又讲了"阳躁而阴静"，什么意思呢？虽然有些肿瘤是阳虚证，需要温阳，但是温阳本身又可以促进肿瘤的生长与转移。

太阴肿瘤未传少阴，不宜温少阴之阳。最具代表性的就是子宫肌瘤，是发生于子宫平滑肌的肿瘤，因脾主肌肉，所以子宫肌瘤核心病机是太阴病，兼有肝气郁结，要疏肝，代表方是桂枝茯苓丸。由于是太阴病，表现为舌质淡，脉缓，就是脉搏的次数比较慢一点，60 ～ 70 次 / 分钟，脉的力量不是很够，"太阴之为病，脉弱"。舌质淡，脉跳得又慢一点，脉的力气又不是很强，很容易诊断为阳虚。

有位老师的爱人得了子宫肌瘤，用真武汤治疗，肌瘤由 3cm 长到 5cm，长得很快。子宫肌瘤快速生长，第一，要考虑是不是子宫肌肉瘤，是不是癌症，子宫肌瘤长到 5cm，就要手术。第二，如果是良性的，用真武汤会让肿瘤长得更快。真武汤之类的方对少阴阳虚的肿瘤有效。所以温阳治疗肿瘤，对有些肿瘤有效。我不反对温阳，我是学扶阳的，我的老师曾升平教授附子开七八百克一剂药，我是从扶阳里学出来的。我们家也善用附子、生草乌、生川乌，我不反对扶阳，但是扶阳没有那么神。如果不是少阴阳虚的肿瘤，用扶阳药会促进肿瘤生长。第三，"痞坚之下，必有伏阳"，少阴阳虚的人部分是有热的。乳腺癌就是典型阳虚的病，阳和汤为其代表方，表现为手脚冰凉，舌质淡；乳腺肿瘤局部皮温高，有热，全身一团冰，局部一团火。

举个例子，彩图 1 是一个乳腺癌患者的肿瘤图片，患者手脚冰凉，阳虚。肿瘤局部是浸润的炎症细胞，有热。那究竟是寒是热呢？"痞坚之下，必有伏阳"。所以一味地用温药去治，肿瘤可能生长。

阳躁而阴静，肿瘤就容易转移，因痰性流走，痰就容易转移，故温阳必须要化痰。"病痰饮者，当以温药和之"。所以肿瘤的治疗十分复杂。

扶阳虽然是治疗肿瘤的一大方法，但是要小心。我们对胃癌专门做过统计学的研究，发现阳虚的胃癌患者生存期最短。胃癌阳虚，用附子理中丸治疗，这是不对的。胃癌阳虚，应该用复方三生饮，附子加半夏、南星，或者附子理中丸加半夏、南星，而不应该单用附子理中丸。如果单用附子理中丸，很多人用了以后症状改善，精气神要好一些。但是肿瘤更容易复发，更容易转移，长得更快。用附子理中丸加半夏、南星，温阳加化痰，就可以防止转移，再加半枝莲、白花蛇舌草清痞坚之下的伏阳，好多用了都有效。

我们专门研究过附子配土贝母（彩图 2）[1]，这是我常用配伍之一，也可以附子配半夏、南星。肿瘤不一样，配伍也不一样。比如说阳和汤和小金丹常用于治疗乳腺癌，阳和汤加土贝母是汤药，小金丹是成药，用土贝母配附子。我们发现，附子可以促进肿瘤的迁移，用了附子以后，肿瘤转移得更快，迁移能力更强。土贝母可以抑制肿瘤的生长，诱导肿瘤细胞的凋亡，杀伤肿瘤细胞，这是对乳腺癌的研究。痰性流走，化痰药能抗肿瘤转移，故土贝母能够抑制肿瘤的迁移。加了附子以后，土贝母抗肿瘤生长、抗转移的作用大大增强。而附子促进肿瘤转移，所谓阳气的推动作用消失了。附子加土贝母，就是张仲景说的"病痰饮者，当以温药和之"。不是说以温药治之，要真正去理解这句话。张仲景在治疗小细胞肺癌导致阻塞性肺炎的时候是用附子配鬼臼，鬼臼是化痰的药。治疗乳腺癌是用附子配土贝母。

七、肿瘤形与神的关系

还有一个问题就是形与神的关系，形与神在肿瘤上有两个问题。第一，患有肿瘤的人有肿瘤人格，表现为交感神经活性过高，这与肿瘤的形成有关系，最具代表的就是乳腺癌。长期的失眠会导致体内皮质激素水平低下，中医讲失眠伤肾，失眠的人皮质激素水平低，早上出现黑眼圈，促肾上腺皮质激素（ACTH）分泌增加，ACTH水解片段导致黑色素在组织中沉着，形成黑眼圈，严重的就是耳轮焦枯、脸上长斑等。失眠可以导致夜间皮质激素水平低，而皮质激素能够抑制表皮生长因子信号通路，皮质激素水平低了导致表皮生长因子信号通路被激活，会促进乳腺细胞的生长，所以女性长期失眠是可能诱发乳腺癌的。很多乳腺癌患者，得乳腺癌之前就长期失眠，10年、20年的失眠。为什么晚上睡不着呢？因为交感神经活性增强，说明交感神经活性增强与肿瘤的形成有关系。

乳腺癌患者自主神经系统的功能紊乱，既有交感神经系统的问题，又有副交感神经系统的问题。表现为交感神经活性增强的人不睡觉，用肉桂；表现副交感神经活性增强的人打瞌睡、没精神，用麻黄。阳和汤中麻黄配肉桂，麻黄碱能增强交感神经活性；肉桂是镇静剂，能增强副交感神经活性。困顿、睡不醒的用麻黄，不睡觉的用肉桂，可根据患者睡眠的情况调节两个药物的剂量。

研究发现，麻黄碱对乳腺癌有抗肿瘤的作用，提高交感神经活性。交感神经和肿瘤有关系，湿热型的肿瘤，提高交感神经活性容易促进肿瘤进展。肿瘤患者用交感神经递质，有些肿瘤长得更快。比如说湿热型的结直肠癌，提高交感神经活性，肿瘤就长得更快。但是，对于阳虚型的肿瘤，表现为交感神经活性明显不够的，麻黄碱可以抑制肿瘤的进展。所以肿瘤的治疗很复杂。

总的来讲，肿瘤患者多具两种肿瘤人格，一种是脾气暴躁，爱生气，如典型的甲状腺癌患者看谁都不顺眼；还有一种表现为抑郁，对天地万物都没有兴趣，很悲观。这两种都是肿瘤人格，都容易得肿瘤。这种神志的改变是肿瘤的驱动因素，神志的改变是肿瘤发生的原因，所以要调神。大部分肿瘤患者精神改变是肿瘤的应激，是得肿瘤以后才发生的。如突然间告诉患者得癌症了，只能活 3 个月，这时患者就崩溃了，就和精神病一样了，又哭又笑的，这是应激。没有几个人真正不怕死的，但是有的人，能够渡过应激。当诊断肿瘤以后，肿瘤患者首先是应激，然后自我否定，最后是人格的重塑，但这个过程有人走不出来。

有的人去旅游一趟肿瘤就好了，这种例子很少见，也很罕见，这是肿瘤自动消退的。这样的例子，全世界能够经得起考究的大概有几十例。只有精神因素是肿瘤发生的驱动因素，这样的肿瘤才可能好。比如说乳腺癌、甲状腺癌、肝癌，情绪是肿瘤发生的驱动因素，才有可能在精神缓解以后，有的肿瘤明显缓解。大部分肿瘤，情绪改变不是肿瘤发生的驱动因素，而是肿瘤发生以后应激所造成的，这个时候情绪缓解解决不了问题。但是当进行人格重塑以后，情绪的缓解，有助于肿瘤的控制，有助于治疗。部分的紧张焦虑会促进肿瘤的进展。

乳腺癌患者有的很暴躁，生气引起乳房疼痛，这样的人经常吵架，看谁都不顺眼，得癌症后去念念佛，有的就念好了。只有情绪是肿瘤的驱动因素，患者才有极小的概率可能发生这种情况。我治乳腺癌，几乎都开青皮、川楝子，因为青皮、川楝子疏肝，具有抗肿瘤作用。柴胡也疏肝，但它治疗的是功能性的问题，器质性疾病见效差。

八、小结

肿瘤是器质性疾病，是形质病，除了形质病，还有功能性疾病和神志病。而形、气、神的这种诊断治疗方法在六经辨证中贯穿始终，每一条经无论是在经、在腑，寒化、热化，它都有形质病、气化病和神志病。举个例子，太少两感证，气化病用麻黄附子甘草汤，形质病用阳和汤，神志病用防己地黄汤。"咳而脉沉者，泽漆汤主之"，泽漆汤就是六物黄芩汤加上紫参、泽漆、白前这3个抗癌药。寸脉沉，说明是肺癌，但很多人把肺癌误诊为阻塞性肺炎。

要处理好形、气、神之间的关系，肿瘤虽然是形质病，但是抛开气和神，很难处理好肿瘤。首先处理形与气的关系，形与气的关系就有攻与补的问题。什么该攻？什么该补？因实致虚的人，不要去治虚，要去攻。把肿瘤切掉，患者的虚就恢复了，越补越不好。因虚致实的人，攻不下来，要去补，那些攻的药，用了不见效，要在补的基础上去加一些攻的药。所以说不要把自己的经验放大，治好了一个个案，就放之四海而皆准，那是不对的。

人参既可以促进肿瘤生长，又可以抑制肿瘤，这是人参的特点。所以为什么有的患者用了人参之后病情缓解，比如胃癌；有的患者用了人参之后肿瘤进展，比如卵巢癌。因为不同的肿瘤，性质不同。

同时要注意，补药和调气化的药都可以改善症状，但是症状改善不等于肿瘤缓解。有些病，比如太阴病，用了补气的药，症状改善常使肿瘤缓解。有些病症状改善，肿瘤还进展。还有一部分由于肿瘤压迫导致的症状，调气化缓解不了。国外有研究提示，采取传统医学的治疗，患者总体生存时间缩短。不是中医治疗肿瘤没有效，而是方法有问题。

另外，形与气的问题，就是阴阳的问题，中医讲"阳化气，阴成形"，所以温阳可以抗肿瘤，但是"阳躁而阴静"，温阳还可以促进肿瘤的生长与转移。太阴肿瘤未传少阴，不宜温少阴之阳。因为太阴病的舌淡、脉无力，容易误诊为少阴病。太阴脾阳虚的人，一吃西瓜，就腹泻，肚子凉，喜欢喝热水，拿个暖水袋，容易误诊为少阴的肾阳虚。太阴肿瘤未传少阴，温少阴则肿瘤容易生长。就算是少阴阳虚的肿瘤，"痞坚之下，必有伏阳"，单纯地温也不好。而温阳药阳躁，它会导致肿瘤的转移，所以要配化痰活血药。研究提示：乳腺癌，附子配土贝母；小细胞肺癌，附子配鬼臼或者独角莲；胃癌，附子配半夏、南星。

形与神的问题，要区别肿瘤人格与肿瘤应激，就是精神改变究竟在肿瘤中起什么作用？不同的肿瘤，它起的作用不同，有的是原发的，有的是继发的。不管是原发的，还是继发的；不管是肿瘤的驱动因素，还是肿瘤继发的改变，改善患者的精神状态对疾病都有帮助。

第二节　什么是肿瘤

什么是肿瘤？本书讲的肿瘤以恶性肿瘤为主，中医肿瘤学主要讲的是恶性肿瘤，也包括一些良性肿瘤。肿瘤最传统的定义是病理学上与机体需要不协调的过度增生而形成的新生物。

肿瘤学属于二级学科，西医内科学、外科学属于一级学科，西医生理学、病理学、病理生理学等是三级学科，肿瘤学和临床学是平行的，需要学几十年。肿瘤科分科很细，它每一点都可以成为一个科，那些知识需要学一辈子。

一、现代西医对肿瘤的基本认识

（一）肿瘤的几个特征

1.肿瘤是基因病

肿瘤是基因病，既有基因的突变，又有基因表达的异常，即表观遗传学的异常。肿瘤也是一个嵌合体病，常见的嵌合体有：器官移植、妊娠与肿瘤。器官移植是嵌合体，因为除了自体器官移植，一般移植的器官，与自身的器官、基因都不同，当然同卵双生除外。妊娠也是异物，是嵌合体，因为小孩的基因一半来自母亲，一半来自父亲，与母亲的基因不完全相同。肿瘤也是嵌合体，因为肿瘤有基因的突变。肿瘤也是细胞周期病，它涉及细胞周期的驱动机制、监测机制与界面机制的异常。

2.肿瘤是干细胞疾病

肿瘤还是一个干细胞疾病，它有肿瘤干细胞；它不断分裂、增殖、永生化。肿瘤还是衰老异常的疾病，因为细胞是要走向衰老的，人都是要衰老的，但是肿瘤细胞的衰老被阻断。另外，肿瘤也是生命的拟态，它在模拟生命，它自己是一个生命。所以肿瘤是很复杂的，要深刻地去认识肿瘤。比如肿瘤就能长生不老，一般人的细胞分裂，也就是30～50代。肿瘤可以永生化，不断地分裂、增殖，永远存在。体外培养的细胞株，实验室的细胞株，从肿瘤体上分离下来的肿瘤细胞建的株，有的很多年了还在分裂、增殖。**肿瘤的本质很复杂，深刻认知肿瘤的本质才能做一个好的肿瘤医生。**

3.肿瘤是永不愈合的伤口

肿瘤还可以看作是一种永不愈合的伤口，它是耗竭一生的慢性炎症。肿瘤可以导致炎症的发生，它也在模仿炎症的过程，与中医的"癌坚之下，必有伏阳"的认识是相同的，那是不是清热解毒就能好呢？好不了，也不是完全好不了。胃黏膜相关淋巴瘤是受幽门螺杆菌（HP）的刺激所导致的，虽然是癌症，但是用抗生素就能治好，而其他肿瘤抗炎则治不好。所以每个肿瘤都有特殊性，有它背后的原因。因此，肿瘤的问题涉及肿瘤学里面的肿瘤生物学，很复杂。

（二）肿瘤的发生与种子、土壤的关系

从西医角度上讲，肿瘤的发生有类似种子与土壤两方面的因素（彩图 3）。首先是种子的问题，从种子上来讲，细胞本身改变了，发生什么样的改变呢？生长旺盛、分化低下、凋亡受阻，具有侵袭与转移能力。生长、分化、凋亡、侵袭与转移，本身是人体细胞正常所具有的，比如说细胞的转移，血细胞就在血管里到处跑。

学肿瘤的治疗，一定要学发育生物学，讲人怎么样由一个细胞变成一个人的。发育生物学对从中医的角度上理解人有很大的帮助，虽然它是一门西医的课。组织胚胎学还是比较肤浅的，在组织胚胎学里面有一门学科叫发育生物学，这门学科对理解生命很有帮助。

然后是土壤。土壤就是肿瘤局部或者全身，有炎症、高凝状态、间质纤维化、血管生成、淋巴管生成、免疫耐受 / 免疫抑制。

为了让肿瘤能够在体内存活下来，除了肿瘤细胞之外，肿瘤间质或者肿瘤周围及全身发生了很多变化，这也就是肿瘤体质。肿瘤治疗既要针对病，又要针对患者的体质，但是不是具备这个体质的人就一定得肿瘤，阳虚的人都会得肿瘤吗？也不是，只是和这个肿瘤有关系。肿瘤与人之间又可以相互诱导，人影响肿瘤，肿瘤又会影响人。种子与土壤之间的关系，还是比较复杂的问题。种子究竟怎么改变了呢？它本质上是一种遗传性细胞周期病，什么叫细胞周期呢？简单地说，驱动机制异常，监测机制异常，驱动导致它界面机制异常（彩图 4）。就像一辆车，驱动机制的异常，就是它一直在给油。监测机制的异常就是它的刹车，跑出道了要刹车，什么时间刹车？时间错了，才用刹车。最后是界面机制的异常，出现细胞增殖旺盛、分化低下、凋亡受阻。

肿瘤驱动机制异常，生长因子信号通路开放，PDGF（血小板衍生因子）、EGF（表皮细胞生长因子）这些生长因子信号通路开放，

促进肿瘤细胞不断地生长。但是机体有监测机制，它会发现这些异常，它就有刹车点，我们叫检测点，能把肿瘤细胞杀死。刹车点失效，油门不停地踩，不能刹车了，出现界面机制的异常。生长、分化、凋亡改变，最后长成恶性肿瘤。

二、传统中医对肿瘤病因病机的认识

肿瘤发生的中医基本病机，我总结了 5 个因素：痰、瘀、热、毒、虚（彩图 5）。

第一，痰。痰与肿瘤的关系最密切的是侵袭、转移。侵袭指的是肿瘤的侵袭性生长，侵袭也是为了转移，所以常放在一起，叫侵袭与转移。痰性流走，与肿瘤的转移关系比较密切。

第二，瘀。瘀反映了肿瘤的高凝状态。肿瘤患者普遍存在高凝状态，高凝状态本身是促进肿瘤转移的，缓解高凝状态，缓解瘀血，可以抑制肿瘤转移。活血药究竟用多重取决于高凝状态的程度。如果患者的高凝状态很轻，重用活血药，活血药耗气破血，反而不排除有促进肿瘤转移的可能；如果肿瘤瘀血很重，高凝状态很重，活血药不够，肿瘤也可能转移，因为中药没能够改善病理。高凝状态有多重，可以查血常规看血小板有多高。血小板的正常值 $100 \sim 300 \times 10^9$/L，一般人均值是在 $200 \sim 300 \times 10^9$/L 就进入高凝状态了，超过 300×10^9/L，高凝状态就比较重。严格来讲，血小板有止血作用，还不是凝血作用，高凝状态要去查凝血功能，即凝血 4 项。现代医学认为凝血和止血不一样。中医改善高凝状态的药物和改善止血的药物不一样。改善止血的代表性药物是水蛭，抑制血小板；桃仁、红花、莪术这些药物是改善高凝状态、改善凝血的。

患者化验结果不一样，选的药也不一样。血小板很高，加几克水蛭。大部分肿瘤不存在既要活血又要止血的问题。因为大部分肿瘤是以单纯的高凝状态为主，那就需要活血。极个别的肿瘤，高凝状态和低凝状态并存，比如肝癌，有一部分肝癌，它既有高凝状态，又有凝血因子的生成减少，容易出血，处理比较棘手，一般用3g三七，既活血又止血，再加几克地骨皮、茜草，把活血药和止血药放在一起，既活血又止血。

高凝状态对肿瘤有3个影响（彩图6）：①促进肿瘤的转移。②导致肿瘤的血栓。③直接促进肿瘤细胞的生长。比如卵巢癌，血小板升高可以直接促进肿瘤的生长，这是其他肿瘤所不具备的一个特征，或者说不完全具备的特征，为什么卵巢癌要选大黄䗪虫丸？因为瘀血是卵巢癌形成的驱动因素。肿瘤患者都伴有高凝状态，很多高凝状态是肿瘤所引起的，但是对于卵巢癌而言，高凝状态是可以引起卵巢癌的，是卵巢癌发病的核心病机，而不是它继发的病机。改善高凝状态对卵巢癌具有很重要的治疗作用，所以大黄䗪虫丸可以治疗因实致虚的卵巢癌，但是把大黄䗪虫丸用在其他更多的肿瘤上，效果不好。虽然说它也有高凝状态，也有瘀血，这就在于这个高凝状态是谁在驱动。比如说肺癌和胃癌，可以表现为气虚血瘀，气虚是驱动因素，要用黄芪配莪术。但是卵巢癌不是，卵巢癌的瘀血是在少阳经，它是在黄芩汤的基础上去配大黄、土鳖虫、桃仁——下瘀血汤，这叫大黄䗪虫丸，不会用黄芪去配莪术。而肺癌、胃癌属太阴病，所以用黄芪配莪术。同样是瘀血，治疗的方法差别很大。

第三，热。热和癌性的炎症有关系，相当于现代医学中肿瘤相关的炎症。肿瘤会诱导肿瘤相关的炎症，这种炎症持续促进肿瘤的进展。肿瘤坏死因子可以导致癌性发热，但是清热解毒药几乎都没有效，能够拮抗肿瘤坏死因子的传统中药就是蚤休（七叶一枝花）。大部分人不知道什么时候用蚤休，因为清热解毒是个很宽泛的概念，清热解毒药有很多，黄芩、黄连、黄柏、栀子都清热解毒，它是不是就有效呢？不是。蚤休对这种热毒型的肿瘤有效。所以还是要深入地去研究，才能真正理解肿瘤。

第四，毒。毒与肿瘤的恶性生长有关系。肿瘤的恶性生长会分泌一些以肿瘤坏死因子为代表的细胞因子，这些细胞因子会导致肿瘤患者越来越消瘦，让肿瘤患者吃不下东西、恶心、呕吐、消瘦、发热，最后形成恶病质。这些细胞因子就是中医讲的毒性成分，所以要解毒。

第五，虚。最后导致虚，免疫功能紊乱。免疫功能紊乱有可能是肿瘤的驱动因素，比如说肺癌、胃癌，尤其是胃癌。但是很多虚是肿瘤的结果，是因实致虚。痰、热、瘀、毒导致的虚，这时候补虚补气，解决不了根本问题。

很多肿瘤的虚是痰、瘀、热、毒所造成的，这叫因实致虚；还有肿瘤是因为虚造成的痰、瘀、热、毒，这叫因虚致实。因虚导致的瘀，用黄芪配莪术，比如十全育真汤。因瘀导致的虚，比如大黄䗪虫丸治疗消瘦、腹胀、不能食。

（一）毒

痰、瘀、热、毒、虚，我们先讲毒。比如，肿瘤细胞分泌两个代表性的细胞因子：白细胞介素-6（IL-6）、肿瘤坏死因子（TNF）。白细胞介素-6起着什么样的作用呢？白细胞介素-6是一个免疫抑制的细胞因子，它抑制了Th2的应答。什么叫作Th1应答，什么叫Th2应答呢？Th1应答叫细胞免疫，Th2应答叫体液免疫。粗略地说，白细胞介素-6可以抑制机体对肿瘤的免疫应答。

简单地说，白细胞介素-6可以抑制免疫，它实际上是诱导了Th1型免疫，抑制Th2型免疫。Th1免疫对肿瘤免疫的特异性免疫有效，它同时又分泌TNF（肿瘤坏死因子）。肿瘤晚期，TNF会导致患者恶心、不吃东西、发烧等。拮抗TNF代表性的药就是蚤休。而这个细胞因子，它既消耗机体，又抑制代谢、免疫。免疫功能和代谢功能都降低，同时它又促进肿瘤的生长，这就是我们讲的毒。而且，白细胞介素-6还有一个很重要的作用。卵巢癌伴有高凝状态的患者，她的生存时间比不伴有高凝状态的人生存时间要短（彩图7）。有没有可能是形成血栓呢？因为高凝状态容易形成血栓，形成血栓影响治疗，生存期缩短，排除血栓形成，不形成血栓的患者，她生存期仍然是更短的。研究发现，这些伴有高凝状态或者高血小板血症的患者，白细胞介素-6的水平都增加了。白细胞介素-6水平越高的人，生存期越短。进一步研究发现，卵巢癌虽然局限在卵巢组织中，但是它们分泌白细胞介素-6刺激肝脏，使肝脏分泌TPO（促血小板生成素），TPO刺激血小板的生成（彩图8）。在卵巢癌上，血小板可以直接支持卵巢癌细胞的生长，血小板升高引起高凝状态，或者引起凝血功能、止血功能紊乱，癌症容易转移，容易形成血栓。血小板可以直接刺激卵巢癌的生长，所以大黄䗪虫丸对卵巢癌直接有效，大黄䗪虫丸中的水蛭、土鳖虫这些抗凝血、抗止血的药物加上黄芩汤作用于肝脏，对卵巢癌有效。

晚期肿瘤的活血不好办，它难在哪里？比如，乳腺癌容易发生血栓，越是肿瘤进展，越是经过综合治疗，高凝状态越严重，越容易形成血栓。可是随着肿瘤的进展和综合治疗，患者的体质越来越差，这时候活血就有困难。乳腺癌的根本是因虚致实，随着肿瘤的进展和治疗，瘀血越来越重。如果过分地、大量地活血，会导致患者体质更差。如果没有足够地活血，瘀血本身也就会让患者体质更差。肿瘤到了后期，治疗很困难就在这里，很难把握好这个度。患者吃30g莪术就乏力，吃30g皂角刺也乏力。卵巢癌患者本身就乏力，患者吃了莪术、皂角刺，更乏力。这时候用药比较难把握。

（二）瘀

关于瘀血的问题，肿瘤患者的舌苔见彩图9，第一个是基本正常的肿瘤患者的舌苔，说基本正常是站在肿瘤学的角度上讲，实际上这舌苔也不正常，就是找一个作为参照；第二个是青紫舌；第三个是直接在舌面形成瘀斑。舌质上有一层黏膜，这种黏膜有角化的上皮，叫舌苔。黏膜下面是毛细血管网，毛细血管网是动静脉交换的地方。高凝状态使得动静脉交换的速度变缓，使得血液里面的去氧血红蛋白含量增加，也就是说在舌面上看到的静脉血更多。舌上静脉血的呈现，去氧血红蛋白显色更重，看到舌是青紫的，青紫舌代表了高凝状态。我们对此做过深入的研究，发现青紫舌是有区别的。青紫舌与血小板水平和凝血功能紊乱有密切的关系，而且青紫色越严重，凝血功能紊乱就越严重，生存期越短。故大黄䗪虫丸证，瘀血越严重，生存期越短。乳腺癌也体现了瘀血越严重，生存期越短。不过乳腺癌是虚实并见，是因虚致实，要在扶正的基础上加活血药，而不是选用人黄䗪虫丸。

大黄䗪虫丸治疗卵巢癌有效，不代表治疗所有的肿瘤都有效，也可能对患者是有害的。因为过多的耗气药、耗血药会抑制患者免疫，促进肿瘤转移。比如大黄䗪虫丸治疗肝癌，肝癌患者凝血、止血和出血都有紊乱，既有高凝状态，又有血小板的减少，又有凝血功能紊乱，容易出血，用大黄䗪虫丸容易造成患者大出血，就可能死人。肝癌患者的舌象可以看到瘀点、瘀斑，但是患者又容易出血，一刷牙满嘴都是血。这就是肿瘤治疗复杂性的原因，也就是说大家一定要真正理解肿瘤，才谈得上去治疗肿瘤。

瘀血是怎么形成的？血小板的增加，这种止血功能的改变是以白细胞介素-6 为核心的，白细胞介素-6 刺激肝脏，肝脏生成 TPO，TPO 促进血小板的生长。而白细胞介素-6 诱导 Th2 型免疫应答，说明这种高血小板血症的人免疫功能差。

凝血功能紊乱是由组织因子（TF）引起的，外伤会导致组织因子释放，活化外源性的凝血系统，肿瘤患者的凝血功能紊乱说明肿瘤在模拟人体的创伤，而形成血栓、血块以后，发生纤维蛋白的溶解，纤溶系统的活化是由 uPA（尿激酶）所导致的。凝血的活化是组织因子的释放，肿瘤模拟的是外科手术创伤的过程。

那么，组织因子是从哪里来的？肿瘤患者没有外伤，为什么组织因子会释放？这是因为肿瘤细胞在促进组织因子的释放。肿瘤细胞分泌组织因子，组织因子活化凝血酶，凝血酶活化凝血，同时凝血酶又活化整合素，促进肿瘤与血小板、肿瘤与内皮的黏附。同时组织因子还促进血小板的生成，进一步促进肿瘤的生长与转移，也就是说中医讲的瘀血。中医讲的瘀血是怎么形成的？中医讲的瘀血包括哪些部分？中医讲的瘀血怎么去拮抗它？都不清楚，中医只是表面上知道舌质青紫，脉涩，有瘀血。实际上不同的瘀血治疗方法是不同的，比如说改善凝血和改善止血系统用的药是不一样的。桃仁主要影响凝血系统，水蛭主要影响止血系统。桃仁配水蛭凝血、止血都影响，比如大黄䗪虫丸；卵巢癌既有凝血功能的改变，又有止血功能的紊乱；既有凝血功能紊乱，又有血小板的增加，大黄䗪虫丸的配伍就体现出这一点。通常根据检查，知道哪个紊乱更重，也会在哪些药物上用得更多。

血栓形成首先纤溶系统要活化，不活化血栓就吸收不了。桃仁能够促进纤维蛋白的降解，这是一个有代表性的抗纤维化药物，红花就没有这个作用，当归也没有这个作用。要真正治疗肿瘤，思考的问题会非常多。有人认为传统中医治疗肿瘤效果不好，和西医的效果相比差得很远。不是中医治疗肿瘤没有效，而是中医治疗肿瘤没有专著，只是散见于各种古籍之中，现在的中医读不了那么多书，不能够真正把这些知识整理出来，所以现代中医治疗肿瘤就效果不好。

纤溶系统，就是肿瘤分泌 uPA，uPA 把纤溶酶原变成纤溶酶，纤溶酶活化 MMPs（基质金属蛋白酶），基质金属蛋白酶降解细胞外基质，降解细胞外基质就在细胞外打洞，像是修一条高速公路，让肿瘤细胞通过这条"高速公路"到血管，到淋巴管，然后转移。因为细胞是固定在细胞外基质中的，只有把细胞外基质降解了，癌细胞才能够在细胞外的基质降解形成的通路里面跑，进而促进肿瘤的生长转移。所以，需要我们思考的问题有很多，例如，组织损伤导致白细胞介素-6的活化，白细胞介素-6的分泌导致血小板增加去止血。随后组织因子的释放导致凝血系统激活，血小板增加可以止血，止血后形成血栓，把伤口堵起来，组织因子分泌增加导致凝血，随着伤口的生长，尿激酶分泌增加，导致纤溶的活化，血栓被溶解，这是组织损伤的过程。而肿瘤的侵袭性生长，分泌白细胞介素-6（IL-6）、分泌组织因子（TF）、分泌尿激酶(uPA)，使得止血、凝血纤溶系统活化，实现它的侵袭性生长（彩图10）。而这个过程，我们是可以用中药干预的。

除了肿瘤导致高凝状态，治疗也导致高凝状态。化疗用的铂类、L-门冬酰胺酶、5-FU、他莫昔芬、贝伐单抗、红细胞生成素、集落刺激因子、类固醇、甲羟孕酮等，这些药都可以形成血栓。放疗、化疗都可以损伤血管内皮，手术更不用说了，直接切了个伤口，也会活化凝血。还有化疗期间置管，要在皮肤、血管上打个洞，药才能进去，起码要扎到血管里去。要埋锁穿管，要做骨穿。做完化疗，患者不舒服需要卧床。卧床以后血液流得慢，人的静脉血回心，靠的是心脏的负压吸引，同时静脉瓣使血不倒流。如果负压吸引力不够，就要靠肌肉的挤压。行走活动，肌肉就在挤压静脉血管。即使不活动静脉也在挤压，因为受地心引力的作用，肌肉在不断地收缩，但是活动的时候更好。假如一个人坐飞机久了脚都会肿，就是因为静脉血回心不畅。长期的卧床，肌肉没有动，单靠心脏的负压吸引，静脉血流得慢，就容易形成血栓。

乳腺癌的治疗导致血栓发病率增加，一般人群发生血栓的概率是0.1%，早期未治疗的乳腺癌血栓的发生率是0.5%。经过辅助化疗以后，血栓的发生率再增加一倍。晚期的转移性乳腺癌，联合治疗后，晚期乳腺癌血栓的发生率是18%，将近1/5。可是，晚期乳腺癌，虽然血栓发病率增加，但越晚期时正气越虚。这个时候，活血和扶正之间就有矛盾的地方，就需要去调节，活血药伤正气，可是不活血，瘀血本身也伤正气，因此就要调节用药。因为乳腺癌是个因虚致实的肿瘤，有内分泌的紊乱，只不过虚表现在肾虚，是在少阴。胃癌是脾虚、气虚，是在太阴。

而瘀血与肿瘤的关系是什么？瘀血导致高凝状态，促进血管生成。高凝状态导致血栓形成，促进肿瘤转移。血管生成也促进肿瘤转移，也促进肿瘤生长。瘀血还可以直接促进肿瘤生长，代表的就是卵巢癌。卵巢癌使用抗血小板抗体以后，大量的细胞凋亡，说明瘀血直接促进卵巢癌细胞的生长，这就是大黄䗪虫丸治疗卵巢癌有效的机制。

犀黄丸治疗乳岩、横痃、瘰疬、痰核、流注、肺痈、小肠痈等症。乳岩、瘰疬、痰核、流注中，有的疾病与肿瘤有关系。犀黄丸活血的机制和其他的活血药不一样，为什么对乳岩和甲状腺癌效果比较好？那是因为其中的没药含有大量的雌激素的类似物，相当于内分泌治疗，这些雌激素的类似物，具有雌激素相似的结构，但是活性很低或者没有活性，就能够竞争性地拮抗雌激素的受体，而乳香能够增强没药的疗效。所以乳香、没药这个配伍，最直接的是用来治疗乳腺癌的转移，包括甲状腺癌。《外科证治全生集》也主要用犀黄丸来治疗乳腺癌的转移，当然也包括恶性淋巴瘤，因为雌激素是免疫活化剂，能够促进淋巴细胞的活化。瘰疬很多时候指的是淋巴瘤，痰核指的也是淋巴瘤。当然不能这么绝对，因为痰核的范围更广，我们只在本书探讨这个范围。

要知道瘀血促进肿瘤生长的机制，可以看新英格兰的文章中有关西医的研究。瘀血促进肿瘤生长还有一个通路，就是只在乳腺癌、淋巴瘤、甲状腺癌上起到促进作用，只有乳香和没药有效，其他活血药没有效，这是《外科证治全生集》为什么要用犀黄丸治疗乳腺癌的原因。

医生如果不具体研究每一个肿瘤，只知道瘀血促进肿瘤生长，泛泛地用当归、桃仁、红花、莪术、三棱，不知道哪个药对哪个肿瘤是有效的，这是治不了肿瘤的，这是肿瘤的复杂性。

（三）痰

痰性流走，痰与肿瘤的转移有关系。我用化痰的方法治疗了很多肿瘤，化痰法是温化，温阳化痰。温阳化痰主要的配伍有附子配土贝母、附子配瓜蒌、附子配半夏、附子配南星、附子配独角莲。

但不同肿瘤配伍的方法是不一样的。附子可以促进肿瘤的生长与转移，这些化痰药可以抑制肿瘤的生长与转移，但是当把附子和化痰药配伍以后，可以增强这些化痰药抑制肿瘤生长与转移的作用，这是中医配伍的诀窍。

"中药十八反"是现代药性理论争议最多的地方。第一是配伍后毒性有无增加？第二是配伍后疗效有无改变？"十八反"配伍的问题也很复杂，比如，海藻配甘草，第一海藻里面有鱼卵，那个鱼卵有的有毒，患者吃了会中毒，所以海藻要漂洗。第二，即便漂洗以后，海藻与甘草配伍的剂量要拉开差距，起码在 3 : 1 以下，30g 海藻，不能超过 10g 甘草，越接近 1 : 1，毒性越大。再比如，附子配土贝母，土贝母有毒，有的人用了土贝母以后肝功能异常，但是这个毒性可控。一般肝功能异常的时候停药，有时候换一种药，有时候轻度异常也继续吃药，主要是取决于这个病需不需要用中药去控制，因为如果把肝功能控制在可控的范畴之内，轻度的肝功能异常对患者长期生存是没有太大影响的。部分患者不能长期生存，疾病已经很严重了，如果不治疗，只能生存半年到一年。现在用中药让患者生存得久一点，那就可能不再去考虑更长期的问题。用了附子配土贝母，肝功能也不异常，这有个体的差异。每一个问题，要深入研究都很复杂，但总的来讲"十八反"配伍是安全的，没有导致急性严重的毒副反应，而大部分患者也没有见到毒性增加，这只是简单地讲。因为详细地讲太复杂了，对于某些肿瘤，配伍以后疗效增强，但不是所有肿瘤配伍疗效都增强。比如桂枝茯苓丸，用附子去配土贝母，依然是无效的，所以还是要具体地去看。

中医"调"与"杀"的关系是和西医不一样的，因为西医化疗药是"杀"，中医除了"杀"，还可以"调"，与化疗协同作用（彩图 11）。但是现在西医也"调"了，西医很多靶向治疗的药物，不是"杀"，也是"调"。举个例子，"病痰饮者，当以温药和之"，土贝母、胆南星、天南星等，能够杀死肿瘤细胞，能够诱导肿瘤细胞的凋亡，或者造成肿瘤细胞的坏死。什么样的肿瘤细胞对细胞毒药物敏感？S期和M期的，诱导促进肿瘤细胞进入S期，就会增强土贝母的疗效，也会增强化疗的疗效。

肿瘤细胞用了三氧化二砷诱导凋亡，但如果肿瘤细胞G0、G1期细胞很多，对这一治疗就不敏感。我们用了中药之后，S期细胞和G0、G1期细胞相比有所增加，前面出现一个大的凋亡峰，土贝母诱导凋亡的作用大大增强，附子把细胞推进S期和M期，使得土贝母诱导凋亡的作用大大增加，G0、G1期细胞（这些细胞是对治疗不敏感的细胞）减少。附子把细胞推进S期和M期之后，对作用于S期和M期的卡培他滨或者紫杉醇这类似的药物疗效会大大增强（彩图12）。中医治疗，用的化疗药和西医的化疗药一样，但是西医用了效果不佳，而中医用了却有效，所以我们中西医结合治疗的患者生存期都很长。很多清热解毒的药物是把细胞阻滞在G0、G1期，因为"阳化气，阴成形"，用清热解毒的药物细胞不长或者长得慢。如果把细胞阻在G0、G1期，肿瘤细胞对化疗是不敏感的，这是会降低化疗疗效的。所以很多西医治疗无效的患者，部分患者用同样的方案在中医病房用又有效了，这是中医治疗的好处[2-4]。

三、阴阳逆乱是肿瘤发生的基本病机

笼统地讲，肿瘤发生的基本病机是阴阳逆乱（彩图13）。阴虚、阳虚都会导致津液运行紊乱和血液运行紊乱，津液运行紊乱凝而成痰，血液运行紊乱聚而为瘀，痰瘀互结就形成有形肿物，在这个基础上毒邪内生，发生恶性的转化。同时，肿瘤患者的五行化生不全，使得细胞化生不全，细胞的分化程度低，肝脏细胞不像肝脏细胞，肺脏细胞不像肺脏细胞。所以肝癌的细胞不具备肝细胞的典型特征，又能够看出是肝细胞的来源，和正常的肝细胞也有区别。它的分化程度没有正常的肝细胞那么高，比一个未分化的细胞分化程度要高一些，叫作它的去分化。肿瘤细胞的去分化，就是中医讲的五行化生不全。阴阳逆乱导致痰瘀互结，毒邪内生，再加上五行化生不全，就发生了恶性肿瘤。

首先从阴阳化生不全来讲，"病痰饮者，当以温药和之"，常常需要温化。但不是所有的肿瘤都需要温化，每个肿瘤有它的特征。"有形之病，非痰即瘀"，痰和瘀，一定是肿瘤形成的基本因素，但是化痰活血常常不见效，因为对大部分肿瘤来讲痰和瘀是病理产物，正常的人既不会形成痰，也不会形成瘀。为什么会有痰？为什么会有瘀？针对痰和瘀，仅仅是改善症状而已，没有抓住真正背后的病机。恶性肿瘤某种程度上都有痰，都有瘀。高凝状态几乎见于所有的肿瘤，只是不同类型和不同分期的肿瘤，高凝状态的程度不同，这就是中医讲的瘀血。肿瘤患者常常需要温经通络去活血，代表方如化癥回生丹；也需要温化寒痰，代表方比如我们研究的温化胶囊或者其他的处方，总之是要温化。

（一）温化思想源流

那么，温化的思想究竟是怎么来的？弊端是什么？从学术传承的角度来讲，在明清以前，大部分医家宗的是《黄帝内经》。《黄帝内经》认为肿瘤属阳虚寒凝，所以那时治疗肿瘤大多数用温药，比如乌头丸、草乌头丸、狼毒丸、煨姜丸、痞气丸、妙应丸、《圣济总录》紫金丸等，都是用温化的药物，温化学术的根源在《黄帝内经》。

明清以后，中医外科学兴起，特别是治疮疡。因为肿瘤从形态学的分类，可以分为肿块型与溃疡型。一个是形成肿块，一个是形成溃疡。肿块型叫瘤，溃疡型叫疽。"结者为瘤，陷者为疽"，局部形成一个包块叫作瘤，所以叫肿瘤。"陷者为疽"，凹陷下去了，烂了就叫疽，叫阴疽。疽和痈不一样，痈肿是炎症肿了，烂了，就形成一个痈，不是疽。

炎性溃疡和癌性溃疡不一样。癌性溃疡也可以有炎症，局部形成了一个疮口以后，可以滋生细菌。乳腺癌溃烂以后，也会伴有细菌感染，局部脓血淋漓，伴有恶臭。如果乳腺癌的患者局部炎症控制得好，局部用药，就不会那么臭，但是局部会非常疼，患者生不如死。这种乳腺癌西医治愈率很高，早期乳腺癌治愈率百分之九十几，这种情况我建议还是用中西医结合治疗，不能单纯用中医药治疗。

癌性溃疡阳虚的多，但是局部有细菌，就表现为热，本寒标热。癌性溃疡也不一定能长好，较大的癌性溃疡理论上是不可愈合的，因为肿瘤细胞吞噬了上皮细胞，癌性溃疡上面没有上皮细胞，全靠周围的上皮细胞爬行过去，爬行过去是长不好的，因为面积大了，上皮细胞爬行不了那么远。

明清以前的体表溃疡型肿瘤常被当成痈证来治，清代王洪绪的《外科证治全生集》提出，体表性的溃疡是《黄帝内经》讲的疽。"痈乃火热所生，疽为寒凝所成"，溃疡型肿瘤属于疽证，应该温阳散寒，这是王洪绪的一个重要贡献，代表性的病就是乳腺癌。

王洪绪治疗乳腺癌的经验，他写了一本书叫《外科证治全生集》，这是他家传了五代的经验。肿瘤科医生要像王洪绪一样去做人，做医生，他把家传经验毫无保留地写出来，他有慈悲心，肿瘤科医生都要有慈悲心。

王洪绪创立了中医外科学的全生派，首先他提出了以乳腺癌为代表的癌性溃疡是阴疽；其次，写了以乳腺癌为核心的肿瘤学的第一本专著《外科证治全生集》。因为这本书是以乳腺癌为核心，是中国治疗肿瘤的第一个专著。他提出了乳腺癌的诊断，与现代西医的诊断没有区别。中医能够明确诊断的第一个肿瘤就是乳腺癌，不是食管癌。一般说噎膈是食管癌，但噎膈不等于食管癌，很多病都可以噎膈，食管的烧伤也可以噎膈，息肉也可以噎膈。但是中医的乳岩可以和西医的乳腺癌画等号，所以王洪绪对中医肿瘤学的形成有巨大的贡献。

温化法的学术传承，从明清以前的用温药，到了明清中医外科兴起用苦寒清泻药，到了清代中期的王洪绪提出阴疽，用阳和汤；

再到近代集中用清热解毒药，又回到了用苦寒清泻药，因为从20世纪50年代开始，对肿瘤的研究攻关多集中于清热解毒药的体内外研究，所以大部分专家还是在用清热解毒加扶正的药物来治疗肿瘤。肿瘤有肿瘤相关的炎症，肿瘤患者多少都有热，所以也需要用清热解毒的药物。在体外做细胞的研究显示，清热解毒药物多多少少都有效。但是清热解毒药物是抑制人体代谢的，是抑制机体免疫功能的。

当然个别清热解毒药还提高免疫，总体上是抑制代谢、抑制免疫功能的。黄芩、黄连、苦参这些药物吃多了，就不想吃饭，乏力。所以过分使用清热解毒药对肿瘤患者是不利的。乳腺癌的本质是阳虚，大剂量清热解毒药用了以后效果不好，当然炎性乳腺癌例外。

温阳散寒、流通津血可以治疗阴疽。阴疽里有很多是乳腺癌，或者是其他的肿瘤，当然不完全是肿瘤，比如说结核的冷脓肿、结核的溃疡也可以形成阴疽。糖尿病坏疽也属于阴疽的范畴，用温药也有效。所以不是说阴疽就一定是肿瘤，也不是肿瘤形成的溃疡一定是阴疽，但绝大多数肿瘤形成的溃疡以阴疽为主，也有的癌性溃疡不属于阴疽的，但是阴疽是最主要的，阴疽也不等于肿瘤，结核就可以形成阴疽，糖尿病都可以形成阴疽，要区别开。

扶阳治疗肿瘤的学术传承，从先秦至唐宋，温热药广泛使用，因为宗《黄帝内经》。明代形成温补学派，张景岳的温补学派用来治疗肿瘤，到了清代中晚期的王洪绪《外科证治全生集》阳和汤用来治疗乳腺癌。到了清末时期，以郑钦安为代表，他的老师是刘止唐，郑钦安为火神派的开山祖师，他传给吴佩衡，吴佩衡传给祝味菊，再传给唐步祺、卢崇汉、曾升平，形成了火神派。在这些医家里面，我读过吴佩衡、祝味菊、郑钦安、唐步祺老师的书。这些老师里面，卢老师的文章我也看过，我个人最佩服的是曾升平，当然不是因为曾升平是我的老师，因为他是扶阳派中最客观的，最清醒的，他能够从中医里面走出来，这是不简单的。我治疗肿瘤有一部分知识是跟他学的，所以我很感激我的老师。

（二）阳虚寒凝，坚积内生

从《黄帝内经》来说，阳虚寒凝，坚积内生。首先是阳虚寒凝，《素问·阴阳应象大论》说："寒伤形……形伤肿。"阳虚寒凝伤了形质，最后形成一个肿物，这个肿物留而不去就叫肿瘤。

《灵枢·百病始生》说："积之始生，得寒乃成，厥乃成积。"寒到了局部，局部厥冷，厥冷收缩，寒性收引，这些东西聚在一起，寒气形成一个巢。这个巢的寒气，会形成厥，厥使局部寒性的物质越来越聚积，最后就成积，聚积在一起的意思。

《灵枢·水胀》说："寒气客于肠外，与卫气相搏，气不得荣，因有所系，癖而内着，恶气乃起，息肉乃生。""石瘕生于胞中，寒气客于子门，子门闭塞，气不得通，恶血当泻不泻，衃以留止，日以益大，状如怀子"。《素问·举痛论》："寒气客于小肠募原之间，络血之中，血泣不得注于大经，血气稽留不得行，故昔而成积矣。""血气稽留不得行"，寒凝血瘀，局部形成肿块以后，又会影响气的流通，局部的气滞是因为肿物影响到气的流通，是继发的。血是血，气是气，前面的原因是寒，寒性收引导致血的运行不畅，最后气也留在那里，是由肿物所导致，阻碍气的运行，是继发的。

《素问·六元正纪大论》说："水郁之发，阳气来辟，阴气暴举，大寒乃至，川泽严凝，寒雾结为霜雪……痞坚腹满。"寒性收引导致了寒性痰凝。痰湿凝结，一个讲瘀血，一个讲痰凝。寒气导致寒凝血瘀气滞，其实阳虚寒凝导致肿瘤的一个根本原因，就是阳虚寒凝导致痰瘀互结。"血气稽留不得行"，就已经有气滞。这种气滞是继发的，是由肿物肿大所导致的，常常不是肿瘤的根本病机，所以我们治疗肿瘤会酌加一些行气的药。

《灵枢·百病始生》曰："厥气生足悗，悗生胫寒，胫寒则血脉凝涩，血脉凝涩则寒气上入于肠胃，入于肠胃则䐜胀，䐜胀则肠外之汁沫迫聚不得散，日以成积……肠外有寒，汁沫与血相搏，则并合凝聚不得散，而积成矣……温气不行，凝血蕴里而不散，津液涩渗，着而不去，而积皆成矣。"

（三）阳虚寒凝为本，痰瘀互结为标

阳虚寒凝为本，痰瘀互结为标，温阳散寒则津血流行而痰瘀消散。肿瘤的形成，有痰瘀互结的表现，但是痰瘀互结的根本是阴阳逆乱。不只是阳虚寒凝，因为这里讲阳虚寒凝，但不是所有的肿瘤都是阳虚寒凝导致痰瘀互结。比如说太阴病，就是气虚导致的痰瘀互结。

痰瘀互结，《杂病源流犀烛》说"有形之物，非痰即瘀"，**痰瘀互结是形成肿瘤的一个基本病机，是病理产物。**

（四）毒邪内生

只有痰瘀互结是不够的，因为痰瘀互结可见于多种疾病，冠心病也可以痰瘀互结。仅有痰瘀互结不足以导致肿瘤的发生，要在痰瘀互结的基础上，寒毒内生和毒邪内生，因为恶性肿瘤具有日以渐大、流走再生与耗人正气的特点。

比如说肿瘤分泌的肿瘤坏死因子，促使肿瘤日以渐大、流走再生、耗人正气，使得肿瘤患者恶心、呕吐、发热、消瘦，那属于毒的物质基础之一。不光有热毒，还有寒毒。毒是在阳虚寒凝基础上细胞恶性转化的过程，从而使肿瘤细胞具有自主生长、侵袭转移与消耗能力。

《外科证治全生集》曰"毒即是寒，解寒而毒自化"，故毒是在阳虚寒凝基础上产生的，其本质为寒，温阳散寒则毒气自化。阳虚寒凝的患者，很多毒是在寒的基础上产生的，但肿瘤还有热，一味地强调寒是错的，一味地清热解毒也是错的，这是肿瘤的特点。

所以针对毒，既有清热解毒，又有温散寒毒，还有以毒攻毒。清热解毒我常用，温散寒毒我也常用，以毒攻毒我最常用。我喜欢用动物药，剂量大，味数多。这些年动物药我越用越少，剂量越用越小，味数越用越少。我这辈子救人无数，但是我杀生求生，杀孽很重，我经常在忏悔，不知道自己是做对了，还是做错了。所以现在以毒攻毒的动物药，我是必用才用，有些时候不用也不行，也就给患者用了。要救人，自己就必须承担这个后果，给患者一个活下

去的机会。

　　总的来说，对一部分肿瘤，**阳虚寒凝、毒邪内生与痰瘀互结是部分肿瘤发生的根本原因，也是少阴阳虚的肿瘤发生的根本原因。**阳虚寒凝导致寒毒内生，津血为寒邪所阻，不能畅行而结为痰瘀。痰瘀互结又闭阻阳气，滋生寒毒，阻碍津血运行，形成恶性循环。阳虚寒凝，导致寒邪内生。寒邪内生，阻碍津血运行，结为痰瘀，形成有形肿物。有形肿物又闭阻阳气，局部阳气过不去，进一步滋生寒毒，进一步阻碍津血运行，还导致气滞，寒凝血瘀，气滞血瘀，形成恶性循环。

　　阳虚寒凝使得肿瘤细胞分化低下而生长旺盛；痰瘀互结使得内生肿块；而毒邪内生使得肿瘤细胞恶性转化，进而日以渐大、流走再生、耗人正气，毒邪内生，逐步变成一个恶性的肿块，导致恶病质，最后患者死亡。

　　阳虚寒凝是部分肿瘤发生的根本原因，但不是所有肿瘤的根本原因。很多肿瘤不是少阴病，不是少阴阳虚。其实用附子治肿瘤，经验最丰富的是我的老师曾升平。曾老师用附子治疗各种肿瘤，我跟他学，结合我自己的体会和我家传的东西，范围更大了，也是用附子治各种肿瘤，治那些少阴阳虚的肿瘤。但是很多人把扶阳功效放大以后，加上其他老中医的经验，导致不是少阴阳虚的肿瘤被误治，这个时候就有问题。比如前面介绍的我们的一个学员的爱人患有子宫肌瘤，用真武汤导致肌瘤越吃越大。

　　阳虚寒凝的患者，疾病进展最后也会化热伤阴，因为寒极可以化热。虽然是寒证，但是肿瘤细胞分泌炎症因子，或者继发感染，就可以化热。比如乳腺癌局部溃烂继发细菌感染，或者药毒所伤，放疗、化疗，动火伤阴。还有津血凝滞以后，津血日渐枯槁。当然也可以是真寒假热，气虚生热，或者虚阳外浮，总之可以表现出热象。

　　所以，不要神化扶阳。扶阳药物合理的配伍，对少阴阳虚的肿瘤有效，见效很快，甚至有的晚期肿瘤效果很好。扶阳法对某些少阴阳虚的肿瘤有比较确切的疗效，但是对很多肿瘤无效，甚至促进肿瘤的进展，所以不能无限制地放大中医学术思想的适用范围。

四、小结

什么是肿瘤？西医认为肿瘤是一种嵌合体。中医治疗生殖系统肿瘤可以从治疗流产药里面去找，中医的流产药对生殖系统肿瘤就有效。这些对肿瘤的认知其实是有助于中医深入认识肿瘤的。

肿瘤发生的基本病机，是痰、瘀、热、毒、虚，这5个方面分别代表肿瘤的侵袭转移、高凝状态、癌性炎症、恶性生长、免疫紊乱。虚就有阴阳气血的虚，有阳虚，有阴虚，有气虚，有血虚，各个肿瘤不一样。

肿瘤有种子与土壤的问题，简单地归结为扶正祛邪，扶正改善体质，改善土壤，祛邪治疗种子，这是完全错误的。因为体质的问题，扶正的问题，它仅仅解决肿瘤的免疫耐受、免疫抑制或者说人的代谢和营养状态的改变。人和病的关系，就是人和肿瘤的关系，很复杂，因为这个体质对肿瘤的影响既有癌性炎症、高凝状态、间质纤维化、血管生成、淋巴管生成，又有免疫耐受、免疫抑制、肿瘤消耗。扶正仅仅是体质与肿瘤关系中小小的一环，而且肿瘤与土壤相互影响，肿瘤的体质会影响肿瘤的生长，肿瘤的生长就会进一步改造他的体质，两者关系是相互影响的。

我们首先讲了毒，讲了白细胞介素-6（IL-6）、肿瘤坏死因子（TNF）。肿瘤坏死因子就和它的毒有关系。

然后讲了瘀，比如说白细胞介素-6诱导肝脏分泌TPO，TPO导致血小板增加，促进卵巢癌的生长，这是止血的问题。还有凝血的问题，表现为中医的青紫舌，这是高凝状态所导致的，高凝状态与卵巢癌的关系也是正相关。它为什么会出现止血凝血与纤溶的障碍呢？这是中医讲的瘀血。先讲了毒，然后讲了瘀。

第一个是止血，止血是白细胞介素-6所诱导的，而白细胞介素-6

参与了 Th2 型免疫应答，与肿瘤患者的免疫耐受有关系。

第二个是凝血，凝血是组织因子（TF）启动的。纤溶，纤溶是 uPA 启动的。止血、凝血、纤溶系统的紊乱，表现为中医的瘀血。肿瘤在这个过程中不断地模仿机体的正常组织，来促进它的生长与转移。

肿瘤治疗本身也导致高凝状态。治疗的方法，治疗的药物导致高凝状态。晚期乳腺癌经过联合治疗以后的血栓发病率高达 18%，5～6 个患者里面就有 1 个患者发生血栓。所以瘀血与肿瘤的关系很复杂，它导致高凝状态，导致血管生成。而高凝状态导致血栓形成，导致肿瘤转移。血管生成也导致肿瘤转移，导致肿瘤生长。

但是在某些肿瘤，比如卵巢癌，瘀血可以直接促进肿瘤的生长。血小板促进、支持卵巢癌细胞的生长，而且围绕着卵巢癌周围有大量的微血栓，这些微血栓使得化疗药物的浓度变低。化疗药物的浓度变低，化疗的敏感性变差，所以对卵巢癌，活血药可以改善化疗的敏感性。同时，活血药还通过阻断雌激素受体来治疗卵巢癌、甲状腺癌和淋巴瘤，这个是我们最先发现的，没有人从这方面去研究过，这是我的一个博士研究生做的研究，关于犀黄丸抗肿瘤的机制。它为什么对乳岩、瘰疬、痰核有效？为什么它能治疗乳腺癌、甲状腺癌和淋巴瘤？尤其是乳腺癌，主要就是因为其中的没药阻断雌激素受体，乳香增强疗效。而且回答了为什么治疗乳腺癌的那么多方，它都是以乳香、没药为基础，比如神效瓜蒌散等。

第三个是痰，痰与肿瘤的关系，痰性流走和肿瘤的转移有关系。化痰的药物是可以杀死肿瘤细胞，或者诱导肿瘤细胞凋亡的。化痰药可以杀死肿瘤细胞，但是它的作用强度不够。比如附子配土贝母抑制肿瘤生长与转移。附子本身促进肿瘤生长、转移，但是它可以大大增强土贝母抑制肿瘤生长、转移的作用。两者配伍就没有促进肿瘤生长与转移的作用了，反而是增强土贝母抑制肿瘤生长、转移的作用。

所以"病痰饮者，当以温药和之"，除了土贝母，还有其他的配伍，针对不同的肿瘤，这就涉及"中药十八反"配伍有毒、无毒的问题，土贝母杀死肿瘤细胞，附子去调节肿瘤细胞的生物学行为。这就是"调"与"杀"有机结合，这就是中医的特色。但是现在西医也是"调"与"杀"有机结合，常常是免疫药物、靶向药物和化疗一起，当然也不是所有的肿瘤都这么治，它也是"调"与"杀"有机结合。但是中医"调"的手段很丰富，我们通过温药促进肿瘤细胞进入增殖期，增殖期的肿瘤细胞对细胞毒作用敏感，对诱导凋亡药物敏感，这样就大大地增强了剧毒药物对肿瘤细胞的杀伤作用，使得一些对化疗不敏感的患者，尤其是抗代谢类化疗药，或者作用于有丝分裂期的化疗药，恢复对化疗药物的敏感性。

中医认为有形之物都是痰瘀互结，在痰瘀互结的基础上毒邪内生，发生恶性肿瘤，但是为什么会痰瘀互结？阴阳逆乱影响津液运行和血液运行，津液运行障碍为痰，血液运行障碍为瘀，导致痰瘀互结，背后的根本是阴阳逆乱。

还有患者的体质，患者有五行化生不全的体质，有遗传背景。比如，鼻梁低平的人的脸就像一张大饼一样，这种人是细胞分化发育的问题，这种人容易发生肿瘤，这就叫五行化生不全。在望诊上我们有很多的技巧，但是讲得并不深。

肿瘤的病因是阴阳逆乱，要么偏寒，要么偏热。比如偏寒的，这种患者需要温经通络，温化寒痰。明清以前多根据《黄帝内经》阳虚寒凝之说，医家喜用温药。明清以后，中医外科学兴起，医家喜用寒凉药。到了清代中、晚期，《外科证治全生集》提出了癌性溃疡，认为阴疽当用温药。20世纪50年代以后用很多清热解毒的药物，因为清热解毒药物研究的多。肿瘤常常合并炎症，清热解毒药可以起到一定的疗效。但清热解毒药用多了抑制免疫，抑制人体的代谢功能，也就是中医说的抑制气化。抑制气化能饿死肿瘤吗？根本不行，肿瘤还没死，人可能先死了，所以不吃饭饿不死肿瘤。

肿瘤要夺取人的营养物质，当患者死亡的时候，肿瘤可能还没死。当然，人体死亡血液停滞，最后它也死了。要把整个人耗干净了，肿瘤才没有消耗的。所以不能想当然。

从中医形态学上讲，肿瘤分为瘤和疽，肿块型叫瘤，溃疡型叫疽。疽和痈相区别，痈是用凉药；疽是用热药，用温药。当然，疽也不见得绝对用温药，因为疽烂了以后可以合并感染，它局部可以有热，造成寒热错杂。

中医肿瘤整个学术的传承，从先秦至唐宋，治疗肿瘤温热药为主广泛使用。到了明清，温补学派兴起，以张景岳为代表。清末民国，形成火神派，火神派之前是外科全生派，都是用温药，外科全生派的用药思路和张景岳又是一脉相承，它是温而兼补，它是把张景岳的温补思想具体落实到肿瘤上。而清末民国的火神派，它又回到了先秦至唐宋的温而不补，单纯地强调温，它补药用得非常少，补药也以补气为主。所以，它的传承是从郑钦安到吴佩衡、祝味菊，再到唐步祺、卢崇汉、曾升平。曾升平是我的老师，我的老师人非常好，学问非常大，其实我是把他温补的学术思想给传递出来了。温补治疗肿瘤，我主要学习的是曾老师，加上自己的一点体会和家传的一点体会，但是核心的、最初的一些内核，是从曾老师那里学的。

肿瘤从阳虚寒凝到痰瘀互结，然后到寒毒内生，最后出现了日以渐大、流走再生、耗人正气。毒有寒毒、热毒、以毒攻毒不同的办法。但是肿瘤有热，就算是阳虚型的肿瘤也有热，所以处方要合理地配伍，对少阴阳虚的肿瘤才有效。扶阳有效的就是少阴阳虚的肿瘤，同时在扶阳的基础上要清热，"癥坚之下，必有伏阳"，扶阳的基础上还要化痰活血，要不然单纯用附子容易促进肿瘤的生长。

这就是我们讲的痰瘀热毒虚，虚我们首先讲了阳虚，实际上肿瘤还有阴虚、气虚、血虚。第二个代表性的就是气虚，前面讲了因虚致实、因实致虚的问题，太阴的肿瘤核心就是气虚。肿瘤患者还会出现血虚，肿瘤的出血，肿瘤的营养不良，都会导致血虚，还有肿瘤导致铁利用障碍。肿瘤使患者的铁利用障碍，造血原料缺乏也会导致血虚。所以气血阴阳虚都可能出现，但是，阳虚和气虚在肿瘤中常见。这就是肿瘤发生大致的机制。

第三节　肿瘤诊断

一、中西医对肿瘤的诊断

（一）肿瘤的望诊

有关肿瘤的诊断，我们在望诊课和脉诊课里讲了很多，尤其是舌诊，我们对肿瘤的舌诊有很深入、很系统的研究，完全和传统中医看法有所区别。传统中医的看法很模糊，它没有一个定量的标准。还有全身的望诊，几乎没给大家讲。例如，一个人鼻梁很低，面相上讲的疾厄宫低平，容易发生肿瘤，这个人很可能有遗传家族史；一个人脑袋又小、又圆，长期的消化功能不好，这样的人脾虚，容易发生胃癌；一个人伸出指头又粗、又短（杵状指），这样的人肺不好，如果没有慢性支气管炎、肺气肿，很可能是肺癌。诸如此类的还有很多。

（二）肿瘤的脉诊

在我们所开的"诊法研究·脉学"这门课中，专门讲了有关肿瘤左右手的脉诊。例如，右手的寸脉沉，肺癌；右手的关脉如豆，胃癌；左手的关脉弦，肝癌、血液系统肿瘤；左手的尺脉长、滑，泌尿生殖系统肿瘤；还有沉取有力，没有大便，可能是肿瘤；脉扎手，摸上去扎手，进展期肿瘤；脉扎手，浮取、中取无力，沉取有力，中取候卫气、正气，又扎手又无力，跳得快，正虚邪实，机体免疫系统崩溃了，这个肿瘤将快速进展等。类似的内容大家自己去学习。

（三）重视西医的诊断

西医诊断与确诊对中医辨证有指导意义。长期跟我门诊的老师就知道，我很多时候开中药是根据西医的诊断。西医诊断为乳腺癌，但是乳腺癌有很多的型，每一型用药是不一样的。我们看肿瘤的病理报告就知道是腺泡的还是腺管的。细胞外间质怎么样，肿瘤的硬度怎么样，有没有乳腺分泌物的潴留，有没有高泌乳素血症，每一个细节的地方，中药的使用也不一样。

大家看我治疗各种乳腺癌，90% 的乳腺癌开的都是阳和汤。在门诊高峰时期，我每年看两三千例乳腺癌的患者，但是每年知道复发的只有两三例。我的门诊脱落患者比较少，很多患者肿瘤复发了也来找我，因为周围患者的好转情况给她增强了信心，我就算乘以二，大概估计了一下，每年乳腺癌复发的患者，几千例中也就 4 例，这个复发率就很低了。可是其他人用阳和汤就重复不了这个复发率，他们用阳和汤就比我用阳和汤复发率高很多。

因为阳和汤的使用很复杂，我们专门讲了一门课叫阳和法，就讲麻黄、肉桂、鹿角霜、炮姜、熟地、白芥子、甘草 7 个药，以及阳和汤的加减变化。例如，乳腺癌间质纤维组织是很多的，肿瘤质地就比较硬，坚硬如石，可以用皂角刺。手术都做完了，怎么知道它是硬岩？怎么知道可以用皂角刺呢？根据病理，切之前一定表现为硬岩，岩石的岩，坚硬如石，乳腺肿瘤的硬度是正常组织的 5～30 倍，因为是间质的纤维化导致的。皂角刺对乳腺癌有效，它是作用于这种硬岩，我开的药和西医的病理或者西医的化验单有密切的关系。这种肿瘤切除之前，中医辨证也需要考虑它坚硬如石。但是我们有西医检查的时候，就使得辨证非常灵活。阳和汤是死的，患者是千变万化的。如果一个乳腺癌患者表现为显著的心悸，就可以加 30～50g 柏子仁，阳和汤的疗效将大大增强。如果患者心脏怦怦跳，再加 30g 龟板，疗效也大大增强，它不是治疗心悸，是治疗乳腺癌的作用大大增加，当然心悸也会缓解。为什么加龟板？龟板配鹿胶，龟鹿二仙胶，可打通任督。患者心脏怦怦跳，不仅有督脉的问题，阳和汤治督脉，肾阳虚，还有任脉的问题，涉及生殖系统，30g 龟板配上阳和汤的鹿胶，就是龟鹿二仙胶。

　　我深受西医的影响，我是受过严格科学训练的，我也喜欢做科学研究，科学研究的基本原则是可重复的，我讲给大家的内容一定要是可以重复的。但是为什么有的人重复了，有的人不能重复，说明有的人只学着了一个大方向。

　　有一次我讲课，一个学生来找我说，吴老师你讲用麻黄附子细辛汤可以治疗荨麻疹，我用了确实有效，但是还有好多的患者没有效，为什么你讲的内容在有的人身上能重复，有的人身上不能重复？我问，你怎么用的麻黄附子细辛汤？他说我是来一个荨麻疹患者就开麻黄附子细辛汤。荨麻疹有寒性荨麻疹、热性荨麻疹，有用麻黄附子细辛汤，也有用黄芩汤的。怎么能所有的荨麻疹都用麻黄附子细辛汤呢？还是他没学好。

　　西医对肿瘤分了很多的亚型，不同的亚型，它的预后有区别，治疗方法也有区别。西医不同的亚型本质上也代表中医对同一个肿瘤不同的证型，但是二者的关系十分隐秘，西医的亚型是按照西医的标准来分的，中医的证型是按照中医的标准来分的，这是两套体系，完全独立的体系，它们内部的逻辑关系非常隐秘。如果对肿瘤没有深刻的认知，普通中医是无法形成有效链接的。他认为西医的分型和中医的辨证分型完全不同，一点关系都没有。如果大家接受过科学的思维，就知道做聚类分析，首先要看是不是可以分成这些类，即2类、3类、4类，这样的分类是否客观存在，异质性如何，才谈得上西医的亚型或者中医的证型。如果客观上这些疾病的患者的特征无法区分，那么分证型是没有意义的。如果一个疾病能够表现为两个证，那么就需要两个证有客观的差异。比如说男人和女人，分成两组，男人有喉结，女人没有。如果男人、女人都有喉结，那根据喉结把人分成男人、女人是分不开的。不同的分型必然有导致不同患者相区别的内在原因。患者只有一个，不管是西医认同到的内在原因和中医认同的内在原因，本质上是相同的，只是两套体系之下它的关系十分隐秘，普通的中医根本无法形成有效的链接。

例如，我们看到患者乳腺组织大量的分泌物堆积，粉刺型，就可以用30g通草，因为乳腺不通畅。我在病理指导下开中药，直取其病，疗效非常直接，常常可以收到立竿见影的效果。如果不看病理，很多问题大家根本想不到。如果大家做不到这个程度，那就很难收到疗效，这需要大量知识的储备。当然不是让大家都到这个程度，只是这种方法比较高效。

在诊断的问题上，举个例子，肺结节，针灸10日，结节消失。大家说中医针灸治疗这个癌症，效如桴鼓。大家说你看吃中药，你这肺癌，吃了3个月，肿瘤还没小。有的患者吃好几年，肿瘤还没治好。人家针灸10天，肺结节消失了。但是结节只是形态学语言，什么叫结节？肺有一个占位，有个阴影，这个结节可能是炎症，可能是结核，可能是结节病，可能是肿瘤。肺结节如果是炎症，抗炎治疗，两周就可以消失。如果是结核，要抗痨治疗。如果是结节病，要用免疫治疗，半个月，它也可以消失，少阴阳虚的肺结节病患者，麻黄附子汤吃半个月，一个月，两个月，去拍片子，结节可能就没有了。可是它们都不是肿瘤。很多医生说自己治好了肺癌，可是并没有病理证实。那个肺结节不等于肺癌，一部分中医医生没有现代医学的知识，误以为结节就是癌症。所以通过这门课的学习，最起码要重视西医的明确诊断，尤其是肿瘤科，尤其重视病理诊断，中医才不会误诊，才不会轻易说自己治好了恶性肿瘤。

下面是我和一个名医的对话，我稍微整理了一下。名医告诉我："我有一个乳腺癌患者，单纯吃中药，活了十几年，效果好吧。"效果好。吃中药活了十几年，效果是不错的，很不错的了。我就问他一个问题："做手术没有？"名医很真诚地说："手术了。"患者如果能做改良根治术，手术了，她的存活率可以达到80%。我问他手术后分期是早期、中期还是晚期？名医说："早期。"早期，她的治愈率超过90%了。恶性肿瘤分Ⅰ、Ⅱ、Ⅲ、Ⅳ期。Ⅰ期是早期；Ⅱ期是进展期；Ⅲ期是局部晚期；Ⅳ期是全身晚期。如果是Ⅰ期的患者，西医手术治愈率接近100%，国外随访20年，复发率为0，我们随访了10年，复发率也为0。为什么说接近100%呢？因为没有绝对的，但是这个概率太低了。既然是一个100%治愈的患者，你为什么要吃十几年的药呢？而且，无论中药还是西药，都会有肝肾毒性，治癌药本身就具有一定的致癌风险。大部分中医并不知道中药也可以致畸、致突变。中药也会有肝损伤、肾损伤，所以长期吃中药的患者要定期复查肝肾功能，避免长期的慢性肝损伤和肾损伤，化疗药也有肝肾损伤，但是前提是要可控，而且要获益大于损伤。中医治疗肿瘤，一定要知道肿瘤是个什么病，什么分期，基本上病理，分期确定了，预后也明确了。

《中医肿瘤学》各论讲怎么治，概论主要告诉大家一定要有一个正确的观点。

二、中医诊断乳腺癌方法

中医能不能够诊断癌症？能。我们的望诊、脉诊，都讲了癌症的诊断，还有触诊。

乳腺癌，中医又叫乳岩，乳岩有八大特征，这在《外科证治全生集》有详细的描述。第一，**根盘散漫**。恶性肿瘤浸润性生长，边界不清楚，这是第一个特征，这都是中医的语言，是《外科证治全生集》的原文。第二，**坚硬如石**。摸起来像石头一样，西医认为乳腺癌的硬度是正常组织的5～30倍，所以叫乳岩。第三，**推之不移**。与周围组织粘连固定。如果是乳房纤维瘤、乳腺增生，它不会推之不移，它不与周围组织粘连固定。第四，**皮色变异**。乳腺癌患者局部的皮肤出现橘皮样改变。第五，**一抽之痛**。肿瘤刺激到神经了，皮肤下面有痛觉神经，胸壁有痛觉神经。乳腺组织里痛觉神经很少，要么是恶性肿瘤侵犯到了皮肤、皮下，要么就是侵犯到了胸壁，这就不好治了。所以一抽之痛，皮色变异，难以挽回。它就走向局部晚期了。第六，

翻花溃烂。形成疽，整个胸壁烂，长一个大肿瘤，里头又是血又是疮又是脓，伴有细菌感染，会闻到恶臭味。第七，**流走再生**，耗人正气。犀黄丸就治流走再生。最后耗人正气，气血衰败，导致死亡。第八，**男女皆有**。男性也有患乳腺癌的。

《外科证治全生集》说大忌开刀，好多中医说"得了乳腺癌，不要去开刀，开刀万无一活"。王洪绪讲的"大忌开刀"指的是用传统中医的手段把肿瘤组织切开，不是指西医的根治术。传统中医外科把乳腺癌当疮疡切开引流，那开一个，死一个，开的翻花溃烂，万无一活。没有说不接受西医的手术。王洪绪治疗乳岩、乳癖，用阳和汤加土贝母，用土贝母五钱，15～18g。

上面这8个特征和西医诊断乳腺癌完全相同。当然西医还有B超、CT等现代医学的检查，当它在没有现代医学检查的时候，我们的老师告诉乳腺癌的诊断就是这些特征，所以有关乳腺癌的诊断，中医和西医是没有区别的。当然它用另外一种语言说，乳腺癌浸润性生长、边界不清楚，中医叫根盘散漫。它说乳腺癌的硬度增加，与乳腺组织有显著区别，中医叫坚硬如石。它说与周围组织粘连固定，中医叫推之不移。一个是用文言文，一个是用白话文，从这个角度来说，中医是能够诊断乳腺癌的。

中医肿瘤学并没有形成系统的、完整的理论体系，这个理论体系中医不是没有，是散见于各个古籍，要真正整理，真正完善，真正形成系统的中医肿瘤学的理论体系。单纯地讲扶正祛邪或者祛邪扶正，或者先扶正后祛邪，或者攻补兼施，类似这样理论层次的水平还是偏低了。

三、常见肿瘤误诊

在诊断上，中医最怕的是误诊肿瘤。无数被中医误诊的肿瘤，我在门诊上见到非常多，举几个例子。

如果子宫肌瘤大于5cm，或者肌瘤快速长大，一定要手术。因为它可能是子宫肌肉瘤，肌肉瘤是癌症。这是西医的基本知识，是常识。

如果患者表现为上腹的痞满，即功能性消化不良的症状，胃动力减退，相当于伤寒的痞证，可以用半夏泻心汤、厚朴生姜半夏甘草人参汤。如果是抑郁症，那需要抗抑郁。但痞证还常见于皮革胃，皮革胃是胃癌。它的特征是右手的关脉独滑。如果用理气的药不见效，一定要让患者做胃镜。

长期调治不见效的便秘，伴有大便形状改变，或者大便出血，黑便，要考虑结肠癌。曾经有一位名震一方的消化科国医大师，我也跟过他的门诊，他用药确实有特色。大师的博士研究生便秘，大师给他调了半年的中药，仍然未缓解。他去某医院剖腹探查，一肚子的肿瘤，完全把这患者耽误了。还见过一位妇科的大师告诉卵巢癌患者不用手术，最后患者来我这里，我也治不好。因为患者已被治得一塌糊涂，走投无路。

如果是湿疹和癣，反复治疗不见效，需要取病理，它可能是皮肤 T 细胞淋巴瘤。

如果出现不明原因的咳嗽，反复发作几次，要考虑可能是肺癌的阻塞性肺炎，它的特征是右手的寸脉沉，比尺脉还沉，按着还有力，这个是肺癌。

如果月经过多，用了多种调经止血的方法不见效，要做 B 超，看子宫内膜厚不厚？如果子宫内膜厚，用了抗子宫内膜厚的药，效果还不好，要刮宫清宫，防止它是子宫内膜癌、葡萄胎。

如果是反复发作的尿路感染，患者吃了 1 个月的中药，尿路感染完全缓解了，不久又发作了，要小心膀胱癌。一部分膀胱癌的临床表现不是以尿血为初始症状，而是以尿路感染为初始症状。很多膀胱癌是没有溃疡的，有的膀胱癌上面有溃疡，就可能合并细菌感染。疮只要有破口就长细菌，长细菌就会出现尿路感染的症状。

不明原因的周围静脉血栓，要排除肿瘤。肿瘤有高凝状态，比如有些胰腺癌是因为下肢静脉血栓去检查腹部 CT 时发现的。

　　前一段时间看到一则报道，一位很有名的妇科中医在讲白带的治疗，白带健脾，黄带清热，黑带活血，这话对吗？不对。白带健脾，黄带清热，大的原则没有问题。黑带除了少见的阴道里的性病，阴道溃烂，宫颈撕裂，糜烂，排除这种少见的情况，一般只要见到黑带，首先要想到的不是活血，要想到的最大可能是宫颈癌。

　　比如乏力，肌无力，常见于胸腺瘤。

　　不明原因的消瘦，常见于食管癌。食管癌如果出现了吞咽梗阻，就是局部晚期，这个病就难治了，但在之前，会出现不明原因的体重减轻。

　　以上这些方面的内容，无论是医生还是患者，大家需要特别重视。不要求治疗效果多好，而是要求有不误诊的思维。比如大专家讲的，白带健脾，黄带清热，黑带活血，提示也不错，但是黑带首先想到的是排除宫颈癌，而不是活血，早期手术就能治愈。首先不要误诊。

　　例如患者咳嗽，手指粗短，没有慢性阻塞性肺病，首先考虑肺癌。用听诊器去听固定性浊音，让患者躺在床上，听见有浊音的地方就有痰。如果咳嗽排痰以后，那里还有浊音，就可能是肿瘤组织，再去叩诊。现在因为有CT了，都不用这么复杂了，除非在很偏远的乡村，这些是医生的基本功。我们是有自己的方法，这些方法都在教科书上，不神奇，主要是看大家会不会用。

四、肿瘤误治

　　肿瘤误治主要反映在以下几个方面。

　　第一，排斥西医。有报道说，西医对癌症的治愈率，发达国家现在是60%~70%，西医好多肿瘤被治愈了，为什么看门诊的都是西医没治愈的呢？肿瘤患者两种情况下会看中医门诊：①西医治疗失败的。②周围有西医治疗失败的人被吓到了。肿瘤患者忌讳别人知道自己有肿瘤，也不来你门诊看。但中医有中医的特色和优势，有西医治疗失败的患者，我们也用中医治好了。所以要客观看待。

第二，佛系抗癌。佛系抗癌是说你念观世音就好了，不用治疗，去哪个山打个洞，躺进去就好了。实际上去哪个山打个洞躺进去，那是坟啊。患者进行精神系统的调节，有些肿瘤，调神它是有效的，甚至有个别的肿瘤，是可能消失的，但概率很低。主要是看神和肿瘤的关系。

第三，乱用中药。中药辨证治疗的错误会导致误治。

第四，不知预后。医生需要知道肿瘤预后的指征。比如消瘦是食管癌预后的负面指征，如果体重持续降低，预后不好。体重增加是乳腺癌预后的负面指征。乳腺癌患者，好多人变胖，因为患者激素分泌紊乱。患者如果体重显著增加，那么她复发的概率要高一些。一个是体重减少，一个是体重增加，肿瘤类别不一样。因为乳腺癌是内分泌肿瘤，体重增加和内分泌有关系。食管癌是消化系统肿瘤，消瘦和消化功能有关系。血小板增加与肿瘤复发和转移有关系，持续血小板偏高的患者，肿瘤复发转移的风险增加。复发的季节与预后也有关系，冬季复发的卵巢癌生存期要短[5]。肝癌如果有包膜，生存期长，没有包膜生存期短。这些都和预后有关系。

中医肿瘤学面临的问题是中医对肿瘤缺少系统论述，缺少专著。它的知识分散在历代典籍，而且它的描述不直接，良性疾病与恶性疾病常常没有严格区分。由于诊断的原因，古代中医对良性疾病和恶性肿瘤的区分不是很严格，唯一的专著就是《外科证治全生集》，这是中医肿瘤学的问题。希望通过"肿瘤六经辨证法"这门课，搭建中医肿瘤学的学科体系。

第四节　肿瘤的共性与个性

一、肿瘤的共性和个性

肿瘤是有共性和个性的。

（一）肿瘤的个性——异质性

西医认为肿瘤不是一个病，它是一群疾病，每个肿瘤，它的特征都不一样。例如肝癌有原发性肝癌与继发性肝癌，治疗与预后截然不同。原发性肝癌又分胆管上皮癌和肝细胞肝癌。胆管上皮癌，中医认为是腑证。肝细胞癌，中医认为是脏证。肝部的上皮延伸到肝外就是胆管和胆囊。胆囊是腑，肝是脏，肝与胆的关系是"脏腑相连……邪高痛下，故使呕也"，这是小柴胡汤证原文。脏腑相连，有的脏腑不相连，有的脏腑相连，比如肺与大肠就不相连。但是肝与胆相连，胆囊的上面是胆总管，胆总管上面是肝外胆管，肝外胆管分布很细小的分支到肝内，就是肝内胆管，肝内胆管上皮发生的癌叫胆管上皮癌。肝细胞癌和胆管上皮癌都长在肝内，一个是脏，一个是腑。中医叫"脏腑相连""邪高痛下"，肝脏的疾病经常合并胆囊炎，痛是胆囊痛，不是肝痛，肝脏里边没有痛觉神经，肝包膜才有痛觉神经，疼痛说明肿瘤侵犯了肝包膜。慢性肝炎出现的是胆囊不舒服，出现腰痛，是胆道疼痛，比如合并胆结石，或者胆囊炎急性发作。肝脏不会痛，肝脓肿要痛也是脓肿侵犯了肝包膜，没有脓肿的情况下，肝脏痛，那就是肝癌。肿瘤是有共性的，但更多是肿瘤的个性，它不是一个疾病。经常有人说吴教授教我一个方治癌症，肿瘤不是一个病，一个方怎么能把所有癌症都治好呢？这是不可能的事情。

肿瘤有异质性，是有个性的。不同肿瘤，生物学行为不同。相同肿瘤，分期不同，预后不同，相同分期的肿瘤还可以有不同的预后，每一种肿瘤都有它自己的特征。NCCN 把肿瘤分为 4 期，Ⅰ期是早期，Ⅱ期是进展期，Ⅲ期是局部晚期，Ⅳ期是全身晚期。由早到晚，预后不同。即便是相同的分期，它也可能预后不同。例如，我们的研究（彩图 14）[6] 发现，一个包膜完整的肝癌，表现为膨胀性生长，它的预后就好。肝癌如果形成卫星结节，预后就不好。肝癌内好多个肿瘤融合在一起了，预后就不好。一个膨胀性肝癌，它可能有 7cm、8cm，但是患者的生存期长。吃中药生存了 3 年、5 年、7 年的，它可能是一个包膜完整的膨胀性肝癌，不吃中药，也可能生存 3 年、5 年、7 年。而弥漫性肝癌，有的患者两三个月就死了。当然我们曾经治愈过弥漫性肝癌，两个患者都是蒙古族人，这个病是不是和基因有关系？还没弄清楚原因。为什么蒙古族会效果这么好，这么神奇？都出现了不可思议的疗效，我还不太清楚。患者在很短的时间内，整个肝脏都是肿瘤，吃中药几个月后复查 CT，肿瘤都没了，随访很多年依然很健康。还有一个患者用的效果也很好，也是蒙古族人，背后的原因不知道，因为我们的研究水平、病例数、资金、人员的各方面原因，也没有办法什么病都去研究，没这个精力，也没这个外部条件。总的来说，包膜完整的肝癌预后好，包膜不完整的肝癌预后差。

再举一例，《素问·生气通天论》说："阳气者，若天与日，失其所，则折寿而不彰。"太阳起什么作用？光照可以提高维生素 D_3 的水平，维生素 D_3 可以抑制肿瘤细胞增殖，抑制肿瘤侵袭，抑制血管生成。冬天光照少，我们的研究[3]发现，冬春季复发的卵巢癌患者的生存期短，而夏季复发的卵巢癌的患者生存期长，这是它的生物学行为决定的。这就是疾病的异质性。

个案有效，整体未必真实有效。过分地强调个案，常常混淆视听，肿瘤有效的个案很少。吃中药把一个确诊的没有手术的有明确病理的肿瘤，给吃没了，或者四期的肿瘤，没有经过西医的治疗，或者西医治疗失败的，把肿瘤吃没了，那是真实有效。如果很多案例，那么证明疗效是经得起重复的。为什么中医很多治愈的肿瘤患者案例经不起重复？因为个案有效，整体不一定真实有效，相反常常是混淆视听。四君子汤、六君子汤、香砂六君子汤、柴芍六君子汤加一些白花蛇舌草等药，治疗胃癌有效，报道的很多，经得起重复，因为胃癌是太阴病，它的个案经得起重复。因为胃癌气虚证比较多，恰恰气虚又是它的启动因素。

（二）肿瘤的共性——异病同治

肿瘤也有共性。肿瘤的共性是讲肿瘤可以异病同治。不同的肿瘤，它可能有相同的驱动基因。明明不是一种肿瘤，却可以同一种方法来治疗。对于乳腺癌和一部分卵巢癌来说，BRCA1 与 BRCA2 这两个基因，它们既可以导致乳腺癌，也可以导致卵巢癌。用阳和汤治疗这种乳腺癌有效，治疗这种卵巢癌也有效。有些乳腺癌雌激素、孕激素受体阳性，在乳腺癌上面很常见，内分泌治疗有效。也有少部分的卵巢癌，雌激素受体、孕激素受体阳性，内分泌治疗也有效。用中医的阳和汤治疗这种乳腺癌有效，用中医的阳和汤治疗这种卵巢癌也有效。这就是肿瘤的共性，即如果背后的驱动基因相同，发生发展的病理相同，就可以用相同的方法治疗。所以肿瘤它是既有共性，又有个性的疾病。

（三）肿瘤的同病异治

肿瘤的个性体现在两个方面。肿瘤是需要同病异治的。比如乳腺癌，雌激素、孕激素受体阳性的，阳和汤效果好。雌激素、孕激素受体阴性的，用阳和汤几乎无效，或效果较差，我们做的研究结论是效果差。因为阳和汤主要是调节内分泌的，它是用升高雄激素、孕激素水平来拮抗雌激素，在受体阳性的患者效果好，在受体阴性的患者不能完全重复。为什么说阳和汤不是绝对无效？麻黄可以抑制乳腺癌的生长，加上阳和汤加减，还有其他的药物，还可以涉及受体后的通路，使得它对一部分乳腺癌也有效。

比如雌激素、孕激素活化了以后，进入细胞，这些蛋白质在一级一级地反应，它需要 HSP90 分子蛋白，当把分子蛋白阻断了，用犀黄丸把分子蛋白阻断了，即 HSP90 被阻断，它这套信号通路也会被阻断，起码它的活性程度降低，所以对受体阴性的乳腺癌也有点效果，但效果不好。所以肿瘤既有共性，也有个性，也需要同病异治。关键的是肿瘤的个性决定了中医的个案为主的对肿瘤的报道和认知常常是可能混淆视听的。可能没有造假，也没有想过要骗人，但是实质上混淆了视听。因为肿瘤异质性本身就决定了肿瘤患者的生存时间有长有短。

　　还有很多常见的例子，比如，一个肺癌患者用三仁汤，生存了一年零一个月。那些年靶向治疗还没有兴起，肺癌的中位存活时间就是 13 个月。也就是说，这个患者不吃中药生存一年零一个月，吃中药还是生存了一年零一个月。后来把三仁汤拿到了国外去做研究，未发现抗肿瘤的活性成分。有些中医的认识是中医治疗肿瘤很神奇，这个患者吃中药生存了一年零一个月，中医说你看，吃中药生存了13 个月，患者还不是死于肺癌，死于肺部感染。要不是肺部感染，患者可能还能生存，但这完全违背医学对疾病的认知。因为肺癌死亡的一个重要原因就是肺部感染。肺癌导致阻塞性肺炎，最后导致心肺功能衰竭死亡，是肺癌致死的最重要的原因，肺部感染就是肺癌死亡的常见原因。最后还把处方拿去研究，未发现处方的抗肿瘤活性成分，说明中医很神奇，不能靠研究，不能用活性成分来证明中药有效。实际上在那些年肺癌的中位生存时间就是 13 个月，其实是这个医生的药方无效。这是中医治疗恶性肿瘤常见的例子，所以要充分认识到肿瘤更本质的内涵。

二、肿瘤本质是生死病

　　什么是肿瘤？前文总结，痰、湿、瘀、毒、虚导致肿瘤。肿瘤本质是一个生死病。治好了就生存，治不好就死亡。人的生死问题比较复杂，决定一个人是生是死，因素很多。当然《黄帝内经》的说法是天文、地理、人事。医生是人事这个层面，生命的道理叫生理，也就是生理上，尽人事。从传统文化来说，从《黄帝内经》来讲，有没有命理，有没有位理呢？命理就是八字，与天文有关系，与时间有关系；位理与空间有关系，古人又叫风水。医生不涉及命理与风水，但涉及天人之学。山、医、命、相、卜，更复杂的知识，需要一定的层次，医学是个末技。为什么我们只讲生理？中医的"神棍"特别多，治不好就说和一些神神鬼鬼什么的有关，"不是治不好你的病啊，是这个病有什么什么样的问题"，也就是骗子。如果真有水平，治之前就应该知道，这个病会治成什么样，把患者折腾一塌糊涂后，又讲那些，那岂不是给自己找个说辞？

从肿瘤的角度来说，患者是遇到这个"劫"了，就像围棋里面的"劫"，这个劫可能"劫活"，也可能"劫杀"。劫杀就是死了，肿瘤没治好，人去世了。劫活可能就是活了，也可能全局都活了，也可能局部活了，活一段时间。"天生天杀，道之理也。"

（一）肿瘤患者特点

肿瘤患者的特点：第一，多数人没受过肿瘤学的教育和死亡学的教育。得了肿瘤以后，患者的心理压力特别大。第二，东方人的财产观很强，传统的中国人对私人财产的保护意识很强。花100万买房子没问题，花100万救命不行。没接受过死亡学的教育，对死亡充满着恐惧，也不明白自己为什么会得肿瘤，往往会出现怨天尤人，甚至形成反社会人格，出现极端事件。加上治病又花钱，在很多中国人眼里，钱比命重要，容易出现一些肿瘤治疗中的困惑。但是这个病本身是个破劫的过程，活了就是让你再活一遍，死了是生命终结，有时候有的问题，我们无法回答。为什么就他得肿瘤？其实不是无法回答，一个高明的医生可以看到很多东西，而是没有办法在他的认知层面上，给他一个他可以理解的回答。

肿瘤是进展性的疾病，是在不断进展中的疾病。一个慢性胃炎，可以找10个医生治疗，总有一个大夫有效。一个肿瘤，还没找到第10个大夫人就死了，这就是肿瘤和内科病的不同，错误的治疗与患者最终结局密切相关。肿瘤不断进展，环环相扣，最初接诊的大夫，给患者的治疗方案可能决定了患者的生死。一旦起步错了，后面步步皆错。这个人该手术的没手术，后面的都是在亡羊补牢，最终还是要走向死亡。胃炎可以来回试，胃癌要是第一步错了，多数都是死。不仅是胃癌，其他恶性肿瘤也是如此。

（二）不懂西医，莫看肿瘤

我的体会，不懂西医，莫看肿瘤。如果不学习西医肿瘤学，不建议学肿瘤专业。治疗有些患者也有效，也有很多人死了，还有很多人生存时间更短，结局比较复杂。如果医生不懂西医，专门看肿瘤，究竟是活的人多，还是死的人多，连医生自己都不一定知道。这个医生如果完全不懂西医，对疾病没有一个正确判断，他自己可能觉得活的多，其实死的多。不管是什么头衔的中医，不懂西医的中医治癌，其实会误治很多。因为这个病太复杂了，现代医学的进展又是日新月异，肿瘤科医生必须不断地紧跟新的进展。在发达国家，西医对恶性肿瘤的平均治愈率已经达到了60%～70%，部分肿瘤甚至超过90%。中医在门诊看到的肿瘤，大部分都是西医治疗失败的。

比如对肿瘤进行针刺、围刺，有可能一周下去肿瘤就缩小，疗效很神奇。肿瘤组织周围都是炎症，肿瘤相关炎症，在PET-CT上都可以看得到，中间是肿瘤组织，周围是包绕的炎症组织，炎症组织针灸下去，肿瘤症状很快可以缓解，一摸肿瘤缩小了，但是真的是肿瘤缩小了吗？真的一针就缩小了吗？感觉摸着体积是缩小了，看着也缩小了，有没有思考过更深刻的问题？就是说要对肿瘤组织有更深的认知。一针缩小的肿瘤，大部分肿瘤组织都在皮下，肿瘤的隆起不是很明显；如果肿瘤隆起很明显，周围是炎症组织，这块肿瘤组织很难一针下去就缩小。如果它在皮下被炎症组织包裹起来，那么一针下去摸着就会缩小。具体问题，具体分析，需要具备科学的知识和正确的认知。

第二章 太阳肿瘤

恶性肿瘤几乎没有只在一条经的，这是肿瘤的复杂性。肿瘤的核心病机在一条经，但是可以影响两条经、三条经甚至四条经。比如，胃癌病在太阴经，但是由于患者在确诊为胃癌后精神会受到很大的刺激，肝郁脾虚的证候比较多见，一般都需要疏肝。我们会一条经一条经地讲，但实际看病不是只处理一条经的问题。不过，大家一定要知道不同肿瘤的核心病机在哪条经，才能够谈得上治疗肿瘤。

第一节 太阳伤寒

太阳伤寒主要有三个证。第三个证太少两感证放到少阴经去讲。现在主要讲前面两个证，第一个证是太阳伤寒的麻黄汤证，第二个证是风湿在表的麻杏苡甘汤证。

一、太阳伤寒

第一，麻黄汤证。麻黄汤证不讲麻黄，我们放到太少两感证去讲麻黄的抗肿瘤作用。麻黄汤证，伤寒表实证，代表方是荆防败毒散。荆防败毒散治疗卫分肿瘤有效。卫分肿瘤就是卫气发生的肿瘤，卫气发生的肿瘤多指淋巴瘤、淋巴细胞白血病、多发性骨髓瘤、骨髓增生异常综合征。中医讲的营卫，从西医方面来说，营是红细胞，卫是白细胞，营在血中，红细胞不会跑到血管外；卫在脉外，白细胞可以从血管跑到血管外，到组织中去，清除病原微生物。卫分的、卫气的肿瘤如淋巴瘤、白血病、多发性骨髓瘤、骨髓增生异常综合征，可以从卫分的角度，用发表的方法去治。代表方就是荆防败毒散。

（一）荆防败毒散

荆防败毒散（《摄生众妙方》）

荆芥、防风、羌活（去苗）、独活（去苗）、柴胡（去苗）、前胡（去苗，洗）、川芎、枳壳、桔梗、茯苓、甘草。

主治：卫分肿瘤（淋巴瘤、白血病、多发性骨髓瘤、骨髓增生异常综合征）。

荆防败毒散包括5组药对，第一组：荆芥、防风；第二组：羌活、独活；第三组：柴胡、前胡；第四组：甘草、桔梗；第五组：茯苓、枳壳、川芎。

荆芥、防风、羌活、独活，这4个药都能够疏风解表。荆芥、防风疏风解表，羌活、独活胜湿。这4个药都能够抑制白细胞，抑制免疫系统。但是，独活用得少，因为独活含补骨脂素，带有一点拟雌激素的活性，有一点活化免疫细胞的作用。

柴胡、前胡退烧止咳；甘草、桔梗利咽；茯苓能祛湿；川芎治头痛；枳壳理气，淋巴瘤、白血病、骨髓瘤、骨髓增生异常综合征出现便秘，出现腹胀的时候是可以用的。除胀药很多，选枳壳是因为枳壳可以抗过敏，可以抑制过敏介质的释放，所以才用来治感冒，所以荆防败毒散才有枳壳。这个问题，我会在四逆散研究中详细地讲解。枳壳或者枳实，它有抗过敏的作用，单纯地抗过敏用枳壳，如果大便不好解用枳实。所以当淋巴瘤、白血病出现腹胀便秘的时候可以选用枳壳或者枳实。

（二）九味羌活丸/汤（《此事难知》）

荆防败毒散的荆芥、防风、羌活、独活、甘草、枳壳来治疗淋巴瘤、淋巴细胞白血病，或者骨髓瘤、骨髓增生异常综合征，就是用荆防败毒散和九味羌活丸里面的药来治疗卫分的肿瘤，有效。一般是从荆防败毒散里选荆芥、防风、羌活、甘草，或者还有枳壳，或者说从九味羌活丸里面，选用羌活、细辛、黄芩、生地，这些能够作用于免疫系统的药物。

淋巴瘤、B细胞淋巴瘤，有惰性的，也有不是惰性的，还有T细胞的淋巴瘤，我们治疗的效果都很好，患者生存期很长。当然有些肿瘤我们治疗效果也不好，因为不是每个肿瘤都研究得很深刻，人的精力毕竟是有限的。

二、风湿在表

第二，伤寒夹湿，《伤寒论》叫风湿。

重订212：病者一身尽疼，发热，日晡所剧者，名风湿。此病伤于汗出当风，或久伤取冷所致也。可与麻黄杏仁薏苡甘草汤。（《金匮要略·痉湿喝病》）

麻黄杏仁薏苡甘草汤方

麻黄（去节）半两（汤泡）　甘草一两（炙）　薏苡仁半两　杏仁十个（去皮尖，炒）。

上锉麻豆大，每服四钱匕，水盏半，煮八分，去滓，温服，有微汗，避风。

湿郁经脉，身热身痛，汗多自利，胸腹白疹，内外合邪，纯辛走表，纯苦清热，皆在所忌，辛凉淡法，薏苡竹叶散主之。（《温病条辨·卷二湿温》）

薏苡竹叶散方（辛凉淡法，亦轻以去实法）

薏苡（五钱）　竹叶（三钱）　飞滑石（五钱）　白豆蔻（一钱五分）　连翘（三钱）　茯苓块（五钱）　白通草（一钱五分）。

共为细末，每服五钱，日三服。

这个病有外感，有风，同时舌苔白腻，有湿，表现为一身尽痛，发热，日晡所剧，下午发烧。这是一个典型的传染性单核细胞增多症，传染性单核细胞增多症是 EB 病毒感染的急性症状。EB 病毒的感染，10% 得胃癌、淋巴系统肿瘤、鼻咽癌。这 3 种肿瘤都和 EB 病毒的感染有关系，给予抗 EB 病毒治疗，有效。

疱疹病毒属导致的肿瘤，不光是 EB 病毒，还有 HPV 病毒，和宫颈癌有关系。疱疹病毒属的这些病毒有一个特异性的抗疱疹病毒药物，就是薏苡仁。大剂量的薏苡仁可以有效地对抗疱疹病毒的感染。当疱疹病毒的代表 EB 病毒感染出现急性症状的时候是最好治的，当然我们常常把它误诊为感冒，错过了治疗它的时间，因为我们不认识传染性单核细胞增多症。认为就是感冒，发烧，身体疼痛，舌苔厚，用藿朴夏苓汤、三仁汤，或者麻杏薏甘汤，薏苡仁的量也很小。传染性单核细胞增多症会引起浅表淋巴结肿大，甚至肝脾肿大，肝脾肿大没有症状，西医查体会知道。中医如果不查体，不知道淋巴结肿大，不知道肝脾肿大，把它当感冒治，最后导致慢性化，慢性化就不好治疗，急性期是最好治疗的。

（一）加味麻杏薏甘汤

加味麻杏薏甘汤（吴门验方）
麻黄 9g　杏仁 6g　薏苡仁 90g　生甘草 6g　升麻 15g　酒黄芩 9g　牡丹皮 9g　大青叶 15g。

治疗的方法，代表方就是加味麻杏薏甘汤：麻黄、杏仁、薏苡仁、甘草，加升麻、黄芩、牡丹皮、大青叶。升麻可以用到 30g，但大剂量的升麻容易引起恶心、呕吐。大青叶也可以用到 30g，用多了腹泻，可以用陈皮拮抗，加 6g 陈皮。薏苡仁大剂量凉胃，可以用白豆蔻拮抗，加 6g 白豆蔻，舌尖很红的加 30g 淡竹叶，薏苡仁配淡竹叶是薏苡竹叶汤，因为淡竹叶和薏苡仁都是禾本科植物，都含有薏苡仁酯，两个药物联合使用可以增强疗效。如果觉得用了效果还不好，患者有点气虚，加 30 ~ 50g 太子参，也可以加点黄芪，这都是中医伏邪的思想。如果肾气不够，加 10 ~ 15g 补骨脂，补骨脂也是抗病毒的药。这就是加味麻杏苡甘汤。

这个治疗对鼻炎很重要。EB 病毒可以潜伏在鼻腔，导致慢性鼻炎，关键是这些患者很多转化为鼻咽癌。如果不把 EB 病毒清除，它容易发生鼻腔癌。为什么广东省患有鼻咽癌的人很多？因为南方湿气重，湿热重，容易传播 EB 病毒。薏苡仁治疗的病，还是和南方的环境有关系，北方就要少得多，就是这个原因。

EB 病毒还引起颈部淋巴肿大。颈部，脖子两侧，属于少阳，可以加黄芩、大青叶、丹皮从少阳截断。薏苡仁可以用到 90 ~ 300g，还可以加提高免疫的药物。当然 EB 病毒不只是引起鼻咽癌，还有一部分引起胃癌，有一部分引起淋巴瘤。

（二）肥儿散

肥儿散（吴门验方）

蜈蚣 30g　天龙 30g　鸡内金 60g　山药 60g。

主治：小儿反复感冒，消瘦，纳差，多汗，伴见颈部多发淋巴结肿大。

〔鸡内金（来自十全育真汤）：攻补两用；苔腻用薏苡仁 60g 代山药。〕

等疾病的急性期过了，发热等症状都没有了，就遗留颈部淋巴结的肿大，可以用肥儿散。30g 蜈蚣，30g 天龙，60g 鸡内金，30g 山药，做成散，治疗小儿反复感冒，消瘦，纳差，多汗，颈部多发淋巴结肿大。

这种小儿反复感冒，表现为消瘦，乏力，纳差，多汗，症状上非常像桂枝汤证或者玉屏风散证，但是单纯用桂枝汤和玉屏风散效果不好，用了之后还是乏力、纳差、多汗、消瘦，因为这个病是因实致虚。首先要用蜈蚣、天龙清除病毒，同时再用桂枝汤加玉屏风散。当然，提高免疫也有助于清除病毒，玉屏风散的黄芪、白术能提高免疫力。但是单纯提高免疫，不清除病毒，是没有效果的。患者的反复感冒、消瘦、纳差、多汗，不是由于低钙、缺钙等消化吸收功能不良，是由于颈部淋巴结的肿大，EB病毒感染导致的，根本病机是因实致虚，所以用肥儿散去攻的效果显著优于补。

这些小孩经常吃补药不见效。如果舌苔厚腻，可以用薏苡仁代替山药，如果有EB病毒的活动，还有EB病毒的核酸复制，可以同时合用加味麻杏苡甘汤。这个处方就不适合打粉，就需要熬汤药。大部分孩子都能好，也有个别不能好的，不能好的也能缓解，起码降低了他发生癌症的风险，他的饮食各方面都会好一些。为什么有的不能好呢？那就比较复杂了。大多数都能好，用这几种方法反复使用大部分都能好。

这类疾病的特点都是侵犯人体的免疫系统，例如淋巴瘤、淋巴细胞白血病。第一个是不夹湿的，用荆防败毒散、九味羌活丸。第二个是夹湿的，风湿外感，用加味麻杏苡甘汤，都是属于伤寒，属于太阳表实证，都是病毒对淋巴免疫系统发生的影响。

针对淋巴瘤，我们介绍了两个办法：第一个，从荆防败毒散、九味羌活丸选药。第二个，从薏苡仁这个方向去考虑，这类患者存在EB病毒的感染。薏苡仁加上天龙、蜈蚣治疗多种类型的淋巴瘤，也包括淋巴细胞白血病有效。

这两个方法都是从太阳去治的，第一类是太阳的伤寒，第二类是太阳的风湿在表。后世的薏苡竹叶汤归到温病的范畴，不再强调它是伤寒还是温病，关键要知道病的本质。薏苡竹叶汤的薏苡仁剂量很小，虽然有效，但不容易彻底清除病毒；我们的加味麻杏苡甘汤，薏苡仁的量很大，直取其病。比较张仲景的原方，有了很大的改善，疗效有了很大的提高。直取其病，特点就是把温病和伤寒都熔为一炉。治疗与这类似的疾病我们是用比较特殊的方法，传统的中医用藿朴夏苓汤，三仁汤很快也退热，但是清除病毒不行。不能说烧退了疾病就好了，病毒潜伏在鼻咽，以后可能会发生鼻咽癌，可能发生淋巴瘤。单纯症状改善，使患者不发烧、浑身不疼，藿朴夏苓汤、三仁汤都可以用，但吴门是直取其病，并不是单纯改善患者的症状。中医的辨证论治是以症状的缓解作为疗效判断的标准。但是实际上不是，重大疾病，你要考虑到它的特殊性。

第二节　太阳中风

重订14：太阳病，头痛，发热，汗出，恶风，桂枝汤主之。（13）

重订16：太阳病，外证未解，脉浮弱者，当以汗解，宜桂枝汤。（42）

重订485：太阴为病，脉弱，其人续自便利，设当行大黄、芍药者，宜减之，以其人胃气弱，易动故也。（280）

脉浮是病在表，弱是患者有气虚，"太阴为病，脉弱"，桂枝汤证是以太阴病的气虚为基础的。太阴为病，脉弱；少阴之为病，脉微细。微和弱不一样。弱是力气不够，微是力气已经早就不够了，微细欲绝，摸不清楚。弱，脉力差，至数很清晰；脉力差，至数不清晰，一体会，还是清晰的，这叫微；脉力差，至数不清晰，再体会的时候，都觉得似有似无的，不那么清晰好数，那就是微细欲绝，是厥阴病。这个弱是太阳病，这是桂枝汤证，桂枝汤证的基础是气虚，所以叫太阳表虚证，它的代表方是桂枝汤。

加味桂枝汤（吴门验方）

桂枝12g　白芍12g　生姜6g　大枣15g　炙黄芪30g　白术9g　防风6g　鸡血藤30g　油松节30g　炙甘草6g　山药30g。

加减：可加白花蛇舌草15g，不易上火。提高免疫力。为桂枝汤、玉屏风散、薯蓣丸加专药组成。外感后容易咳嗽者加半夏9g。

重订698：虚劳诸不足，风气百疾，薯蓣丸方主之。（《金匮要略·血痹虚劳病》）

【麻附甘与麻附辛属气化，此方复形质，阳虚之人，外感愈后，以此收工，乃不反复发作】

薯蓣丸

薯蓣（三十分），当归、桂枝、曲、干地黄、豆黄卷（各十分），甘草（二十八分），人参（七分），川芎、芍药、白术、麦门冬、杏仁（各六分），柴胡、桔梗、茯苓（各五分），阿胶（七分），干姜（三分），白蔹（二分），防风（六分），大枣（百枚，为膏）。

上二十一味，末之，炼蜜和丸如弹子大，空腹酒服一丸，一百丸为剂。〔一百丸为剂，复形质方，或以月为期，或百日为期〕

【人参、白术、茯苓、甘草、川芎、芍药、当归、干地黄，此八珍汤，气血同补，后世方从此出；麦门冬、阿胶、薯蓣、干姜，阴阳同调；桂枝、豆黄卷、杏仁、柴胡、桔梗、防风、白蔹，除内外之热，以白蔹除虚劳浮热汗出也；更以曲、枣和胃】

【一百丸为剂，复形质方，或以月为期，或百日为期】〔《吴述重订伤寒杂病论（下篇）》〕

加味桂枝汤是在桂枝汤的基础上加玉屏风散、山药、鸡血藤和油松节，就大大地增强了这个处方提高免疫的功能。桂枝汤、玉屏风散都可以提高机体的免疫力。薯蓣丸也可以提高机体的免疫，主药就是山药，也就是说山药还可以大大地提高机体的免疫力。

营卫就是气血，免疫力不光靠气，还靠血。白细胞属于血细胞，养血同时能够提升白细胞，鸡血藤可以升高白细胞。加一个油松节，能够治疗关节痛。自身免疫病，体液免疫活化，都会出现关节痛。油松节能够提高细胞免疫的水平，抑制异常的体液免疫，纠正免疫漂移，抑制 Th1 型向 Th2 型转化，所以能够治疗关节痛。

加味桂枝汤是桂枝汤、玉屏风散、薯蓣丸的合方，再加上养血的鸡血藤，加上疏风的、提高免疫的油松节。它是5个治疗方法合起来的。所以这个加味桂枝汤在提高免疫的时候疗效很强。如果是小孩和老年人，再加30g牡蛎。低钙容易出汗，就容易免疫功能差，故加30g牡蛎去补钙，就是6个方法合起来。低钙的神经系统兴奋性增强，睡眠不好，腿抽筋，腰痛。如果实在不会判断，就直接加30g牡蛎。

将提高免疫的6个方法都合在一起，这是一个提高气虚之人免疫力的有效方法，只要是太阴气虚的人就有效。但对于少阴阳虚的人，效果不好；对于因实致虚的人效果也不好，要用肥儿散，或者在肥儿散的基础上，合上加味桂枝汤。

气虚型的肿瘤，太阴病的肿瘤，或者恶性肿瘤做完手术以后，就可以去考虑用加味桂枝汤加减。比如说肺癌，也可以用此法提高患者的免疫力。还有内分泌药物治疗后的乳腺癌，患者也经常容易缺钙、出汗，也可以在加味桂枝汤的基础上加30g浮小麦，60g仙鹤草，30g牡蛎，也有效。这个用来治疗乳腺癌经过内分泌治疗以后乏力、出汗、睡觉不好、腿抽筋，这都是内分泌治疗导致的副作用，也能缓解症状。这是加味桂枝汤在肿瘤治疗中的应用。

膀胱癌的患者做完手术以后用加味桂枝汤效果就不好，因为多数膀胱癌夹饮。膀胱癌也是太阴病，膀胱癌来自于移行上皮，膀胱移行上皮，肺主黏膜，脾主肌肉，太阴肺，太阴脾，都可以从太阴病去治，但是不太适合用这个方，因为膀胱癌夹湿，应该在五苓散的基础上加减化裁。

第三节　太阳蓄水

一、肿瘤复形质三法

平治于权衡，去菀陈莝，微动四极，温衣，缪刺其处，以复其形。

开鬼门，洁净府，精以时服；五阳已布，疏涤五藏，故精自生，形自盛，骨肉相保，巨气乃平。（《素问·汤液醪醴论》）

　　肿瘤治疗有3个方法："平治于权衡，去菀陈莝，微动四极，温衣，缪刺其处，以复其形。"就是复形质。"开鬼门，洁净府，精以时服；五阳已布，疏涤五脏，故精自生，形自盛，骨肉相保，巨气乃平。"就是说复形质的方法，常见的有3个：开鬼门，洁净府，去菀陈莝。我们要平治于权衡，要调平。

　　开鬼门，就是麻黄汤、桂枝汤；洁净府就是要利尿，五苓散；去陈莝，要活血，要化痰，就是要把局部的痰瘀清除。鬼门就是毛孔，毛孔就像剑一样，保护自己的，所以叫卫；净府，膀胱就是净府，膀胱里有很多脏的东西；去菀陈莝，痰，瘀，堵在局部。这是治疗肿瘤的3个方法。所以太阳病就有三招：伤寒、中风、开鬼门；蓄水、洁净府；蓄血、去菀陈莝。伤寒和中风还不一样，伤寒是开鬼门，中风要扶气和血。桂枝汤是补虚的，玉屏风散是固表的，它不光是开，还要固，也就是还要关，虚证需要把门关上。一个单纯要开门，一个还要关门，一个是实证，一个是虚证。这是开鬼门。第二个洁净府，五苓散洁净府，真武汤也洁净府，气虚的在太阳。蓄水用五苓散，少阴阳虚用真武汤；去菀陈莝主要就是活血，当然也需要化痰。太阳病有痰的很多，但主要是活血，太阳膀胱蓄血，那就是治疗肿瘤常用的三招，就是解表、利湿、活血，但是把它归纳为解表、利湿、活血就简单化了，实际上它的意义远不止于解表、利湿、活血。

二、柴苓汤（《丹溪心法附余》）

　　有的人不太理解我开的方子，他看不懂这个人为什么用五苓散，那个人为什么用真武汤？有时候走的是另一套系统。这个人需要洁净府，用五苓散，那个人净府还有寒，用真武汤。当然我们局限在一个说得清楚的知识框架里面去讲这个问题，就是阳虚用真武汤，气虚用五苓散，尽量让大家好懂。实际上肿瘤很复杂。

三焦者，决渎之官，水道出焉。膀胱者，州都之官，津液藏焉，气化则能出矣。（《素问·灵兰秘典论》）

洁净府一般的办法是什么？"膀胱者，州都之官，津液藏焉，气化则能出矣。"膀胱要调节气化，小便就能出来。为什么膀胱癌要调气化呢？因为膀胱癌一般属于移行上皮，黏膜组织属太阴，所以用五苓散。单用五苓散好不好呢？"三焦者，决渎之官，水道出焉"，可以用小柴胡汤。两个方合方就是柴苓汤。前面在说小柴胡汤，后面在说五苓散，也就是合方柴苓汤效果更好。有一些膀胱癌不是气虚，是阳虚，深入少阴，五苓散效果就不好，得用真武汤或者瓜蒌瞿麦丸。那为什么膀胱癌选五苓散，或者选真武汤，不一定非得选瓜蒌瞿麦丸呢？瓜蒌瞿麦丸不是复形质的方吗？膀胱癌或者肾癌可以选瓜蒌瞿麦丸，但是"气化则能出矣"，它有气化的问题，所以用真武汤也有效。

重订179：本以下之，故心下痞，与泻心汤。痞不解，其人渴而口燥烦，小便不利者，五苓散主之。（156）

重订62：太阳病，小便利者，以饮水多，必心下悸，小便少者，必苦里急也。（127）

小便少者，必苦里急也，患者会出现尿频、尿急，出现膀胱刺激征，可以用五苓散。因为膀胱刺激征都有热，可以合上小柴胡汤，用黄芩清热。有膀胱刺激征，常合并膀胱炎，多数患者尿路上皮有一点破损，合并细菌感染，柴胡配黄芩是一个强有力的抗感染的方法，合上小柴胡汤使得五苓散的作用大大增强。

"三焦者，决渎之官，水道出焉"，三焦通调水道。"膀胱者，州都之官，气化则能出矣"，那就是五苓散。"决渎之官，水道出焉"
是小柴胡汤，要开水道。决，就是决堤，渎就是水，决堤水才能出来，
就治疗尿频、尿急、尿痛，就是"必苦里急也"。里急就是要合上
小柴胡汤。

"膀胱者，州都之官，津液藏焉"，藏的是什么？藏的是尿，
尿要出来需要决渎之官，打开水道，把河堤打开，水道是三焦，所
以用小柴胡汤。"津液藏焉"，那是膀胱气化的功能，是五苓散。
所以说"小便少者，必苦里急也"，如果患者苦里急，排尿困难，
那是决渎之官没有把水道打开，就要用小柴胡汤。水道不开，是因
为合并了膀胱炎。如果是肿瘤堵塞了尿路出口，柴苓汤解决不了问题。

肿瘤堵塞了膀胱的出口，有一个办法有可能有效，就是使用抵
当汤、下瘀血汤，导致肿瘤组织坏死，使肿瘤坏死组织排出来，这
是蓄血证。所以中医得去深入地研究，不深入研究，效果不好。

重订61：假令瘦人，脐下有悸，吐涎沫而癫眩，此水也，五苓
散主之。（《金匮要略·痰饮咳嗽病》）

消瘦的人，腹部可以摸得到跳动，呕吐，头晕，考虑饮邪上攻，
用五苓散，就是说五苓散可以用来治疗腹主动脉瘤。五苓散在实际
应用中，要加人参、甘草，因为大多数医生都是开的"五苓汤"。"五
苓汤"里面的茯苓没有甘草，茯苓酸就熬不出来。五苓散没问题，
胃里有胃酸，散剂吃进去能分解吸收。可是在熬汤药的时候，如果
不熬出来，药渣就扔了，所以要加甘草，再加人参健脾就是春泽汤，
也就是合了四君子汤。春泽汤治疗太阴病的作用就大大增强，就可
以治疗膀胱癌。

在用五苓散治疗膀胱癌的时候，因为是开柴苓汤，不需要对五
苓散有改变，因为小柴胡汤就有人参、甘草。我们讲过小柴胡汤的
配伍结构，里面的半夏、生姜是什么意思？"此属胃，胃和则愈，

胃不和，烦而悸"。如果没有烦，没有恶心，没有上腹的胀满，生姜和半夏可以不用，就是柴胡、黄芩、人参、甘草、桂枝、白术、猪苓、茯苓、泽泻。如果没有反复尿路出血导致的血虚，大枣也可以不用。

如果患者在做全身化疗，在做膀胱灌注化疗，患者不想吃东西，腹胀，可以再加上半夏、生姜。如果患者灌注化疗期间，湿热较重，少阳湿热，加茵陈、白豆蔻、藿香，也就是甘露消毒丹，再加浙贝母、当归。如果患者胃口好，还可以反佐几克苦参。这种人气虚的多，苦参用量不要太大，3g 即可。胃口不好，苦参就不要用，这样各种化裁就出来了。一般来讲，有消化道的症状，那就是柴胡、黄芩、人参、甘草、桂枝、白术、茯苓、猪苓、泽泻。那五苓散里哪个药治疗膀胱癌呢？用猪苓，猪苓用 30 ~ 60g。

如果患者有尿路刺激症状，人参可能要用太子参代替，可以用 35~50g 太子参。因为膀胱癌对免疫治疗敏感，还要用蝉蜕，可以用 30g 蝉蜕。

猪苓可以治疗膀胱癌，这是一个基本的手段，我常常在里面加 30g 白花蛇舌草，白花蛇舌草既利尿，又提高免疫，再加 30g 蝉蜕，这就是我们治疗膀胱癌的方法之一。

三、葶苈大枣泻肺汤

重订 170：支饮不得息，葶苈大枣泻肺汤主之。（《金匮要略·痰饮咳嗽病》）

葶苈大枣泻肺汤

葶苈（熬令黄色，捣丸如弹子大）　大枣十二枚。

上先以水三升，煮枣取二升，去枣，内葶苈，煮取一升，顿服。

【此方用大枣，法同十枣汤。《温热经纬》云：余治虚弱人，患实痰哮喘者，用葶苈炒黄，煎汤去渣，以汤煮大枣食之，亦变峻剂为缓剂之一法也。】〔《吴述重订伤寒杂病论（下篇）》〕

太阳蓄水，还可以用葶苈大枣泻肺汤。葶苈大枣泻肺汤治的本身不是太阳病，是太阳类证。但是蓄水和胸腔积液、腹腔积液有关系。治疗肿瘤的积液，常要用到葶苈大枣泻肺汤，不管是胸腔积液、腹腔积液，都可以用。30g 葶苈子，大枣用不用关系不大。它的使用方法很麻烦，葶苈子炒了以后熬水，再煮大枣。这个是非常麻烦的问题，像《温热经纬》的制法，非常难弄，这些方法其实都不用，就用葶苈子、大枣去煮，甚至我们经常单用 30g 葶苈子。这是治肿瘤胸腔积液、腹腔积液的一个常用的方法。按照传统的《伤寒论》来说，它是个太阳类证。

四、膀胱癌分型论治

膀胱癌中医可以分为 4 个证型，一型表现为湿热下注，典型湿热下注的人喜欢憋尿。长期有热的，小便短少，尿里面的尿素含量增加，尿素刺激移行上皮，诱发恶变。本来小便短少，尿素含量增加，尿就臭，他又爱吃肥甘，爱吃肉，动物蛋白摄入过多，在体内分解，代谢产物就是尿素，产生尿素又多，浓度更加增高，然后还喜欢打麻将，经常憋尿。尿素是刺激移行上皮癌变的，这种情况容易发生膀胱癌。这一型是湿热下注，柴妙饮证。还有一型是气虚的，柴苓汤证。还有一型是阳虚的，真武汤和瓜蒌瞿麦丸证。还有一型是瘀血证，肿瘤堵塞尿道出口，抵当汤证。这是膀胱癌常见的几个证型。

第四节　太阳蓄血

一、抵当汤

重订 71：太阳病，六七日表证仍在，脉微而沉，反不结胸。其人发狂者，以热在下焦，少腹当鞕满，小便自利者，下血乃愈。所

以然者，以太阳随经，瘀热在里故也，抵当汤主之。（124）

抵当汤

水蛭熬　蛀虫各三十个，去翅足，熬　桃仁二十个，去皮尖　大黄三两，酒洗

上四味，以水五升，煮取三升，去滓。温服一升，不下更服。

【水蛭抗血小板，少腹当硬满：膀胱肿瘤；小便自利：没有梗阻；下血乃愈：排出坏死物。】

　　这个方可以治疗狂犬病或者治疗出血热，或者治疗这个腺病毒的感染，这些都是西医的词。这个方还可治疗精神分裂症，现代研究发现，炎症是可以活化凝血的，炎症反应的一个结果就是活化凝血系统，中医叫热沸血瘀。高凝状态可以诱发精神病，诱发精神分裂症。这种高凝状态诱发的精神分裂症，用抵当汤很有效。查一下凝血，提示高凝状态，血小板还高，就可以认为是精神病，用抵当汤去治。炎症可以活化凝血，高凝状态可以诱发精神病，是精神病发生的一个重要因素。如果一个精神分裂症伴有显著高凝状态，大便再不好解，应用抵当汤。只要不腹泻就可以用，大便干的用酒大黄，可以用150g，也可以用50g，还可以用10g，可以用1g，根据患者大便的情况，调整一下，它就有效。热在下焦，小腹当硬满，就是摸着小肚子硬，对于膀胱癌这个疾病来说，就是膀胱有肿瘤。膀胱有肿瘤，小便自利者，下血乃愈。膀胱肿瘤，没有梗阻，下血乃愈，排出坏死物。如果肿瘤很大，梗阻在膀胱口，它不行。男性或者女性的尿路，从膀胱出来进入下尿路，尿道口很窄，如果一个大的肿瘤堵在膀胱口，就把它坏死了，尿也不容易排出来，所以完全梗阻了就不行。不完全梗阻，或者说小便能出来，可以考虑抵当汤。有的膀胱癌患者吃了抵当汤以后，小便里排出一些碎的坏死组织，有助于缓解尿路症状。对这种完全的尿路梗阻不行，毕竟肿瘤大，尿道口很窄。那要想办法，该造瘘就造瘘。

抵当汤中桃仁、大黄都可祛下焦的瘀血。水蛭和虻虫是两个活血利水药。水蛭就是水田里的蚂蟥，农民插秧最怕它，它吸食人的血液，还不能扯，越扯越往里钻，还容易扯断。应在手上涂上唾沫，用手去拍，把它拍下来。水蛭是水里吸血；虻虫，也就是牛虻，牛天气热时喝河里的水，它喝水的地方就有很多虻虫，也是在水里面吸血的，这两个药都能活血利水，所以这两个药能治疗膀胱癌、膀胱蓄血。中医取类比象，认识方法虽然比较初级，但是按照类比的原理，它得出正确结论的概率比没有类比要高。虽然说它的结论不一定正确，这是第一。第二，没有揭示它背后的本质规律。当然没揭示本质，那水里还有蚊子呢，水蚊子可不可以用？那水里吃血的虫那么多，为什么选这两个呢？就是取类比象有它自己的问题。活血的药也是有所选择的，是用这两个药来治疗膀胱的肿瘤。

为什么大家治肿瘤效果不好？因为遇到膀胱癌，瘀血的用桃红四物汤这类方，没有针对性。明明肿瘤患者有气虚，四君子汤不见效。明明肿瘤有阳虚，四逆汤不见效。明明肿瘤有肝气郁滞，四逆散不见效。还是要真正把握肿瘤背后的核心规律。

二、抵当汤合升麻鳖甲汤

治疗下焦的病还有第二个办法，除了用抵当汤之外，还可以把抵当汤合上升麻鳖甲汤来治疗卵巢囊肿或者卵巢肿瘤、卵巢癌。卵巢肿瘤大多数是囊实性的肿瘤，它和囊肿的区别就是囊肿里面有实性的东西，那个实性的东西就是癌，所以卵巢癌不要误诊为卵巢囊肿。患者做了个 B 超，诊断为卵巢囊肿，实际上囊肿里面有实性的东西，那要考虑卵巢癌，西医的知识你是需要的，西医误诊也很多，不要以为西医水平都很高。这个方对卵巢癌、卵巢囊肿都有效，不过卵巢癌的治疗更复杂。我们讲六经是一经一经地分开讲，实际上在应用的时候，肿瘤六经都有问题，只是在哪一条经侧重与出发点的问题而已。这个方把升麻鳖甲汤和下瘀血汤、抵当汤合起来了，对卵巢囊肿、卵巢癌针对性更强。卵巢囊肿、卵巢癌是一个囊性和囊实性的东西，囊腔里面都是液体，就是血不利而为水，水不利而为血。它不光是蓄血，还有水，血水互结，所以才会出现这种情况。

三、化血煎

化血煎（吴门验方）

黄芪 60g，皂角刺 30g，水蛭 6g，海藻 30g，甘草 6g。

主治：良性增生、结节、囊肿。此对症方，在辨证基础上加用效果好，如辨证为桂枝茯苓丸证，和合此方，疗效增加。

还有第三个方，化血煎，在抵当汤的基础上，合上化血煎。水蛭、海藻都能利水，海藻是利水软坚，水蛭是活血利水。化血煎和它们的思想不一样，肿瘤有包膜，它用皂角刺破膜，皂角刺用了患者容易乏力，就加黄芪，黄芪配皂角刺能缓解乏力。

这个方可以合上桂枝茯苓丸，不仅治疗子宫肌瘤，还可以治疗卵巢囊肿。桂枝茯苓丸是治疗血水同病的方，桂枝茯苓丸只是把苓桂术甘汤中健脾的白术、甘草换成活血的桃仁、丹皮、赤芍，把健脾行水的作用改成活血利水的作用。化血煎治疗的也是血不利而为水，水不利而为血。我们治疗肿瘤导致的积液，考虑是蓄水，都是血水同治。因为它是瘀血引起的，而且它里面都是血水，和内科疾病的蓄水是不一样的。内科疾病的蓄水单纯从气分去治，肿瘤的蓄水得从血分去治，气分血分的药都要有。

血水同病是肿瘤的一个特点。肿瘤患者蓄水的同时常常伴有蓄血，这是肿瘤这个病的特征决定的，所以要血水同调。

四、桂枝茯苓丸及变化

重订 410：妊娠六月动者，前三月经水利时，胎也。下血者，后断三月，血不也。所以血不止者，其癥不去故也。当下其癥，桂枝

茯苓丸主之。（《金匮要略·妇人妊娠病》）

桂枝茯苓丸

桂枝　茯苓　牡丹皮（去心）　桃仁（去皮尖，熬）芍药各等分。

上五味，末之，炼蜜和丸，如兔屎大，每日食前服一丸。不知，加至三丸。

【血水同病】

一个血水同调的代表方就是桂枝茯苓丸。桂枝茯苓丸是个苓桂剂。它和苓桂术甘汤的区别就是白术、甘草换了桃仁、丹皮，有个芍药。芍药有几个作用，芍药能够帮助苓、桂利水；芍药能够帮助桃仁、丹皮活血，芍药、丹皮都含芍药苷，这两个药有增效作用。桂枝茯苓丸其实是一个血水同调的方，这个方还可以用来治疗子宫肌瘤，但是子宫肌瘤是肌肉的疾病，苓、桂有补气的作用，可以治疗太阴病。治疗太阴病为什么要选苓、桂，不选四君子汤呢？因为子宫肌瘤是太阴外证。太阴的内证大多是消化系统症状；而太阴的外症就是肌肉的症状。桂枝是用来治疗太阴外证的，党参、白术是治疗内证的。如果气虚症状很明显，消化、吸收功能很差。太阴内证的症状很明显，也可以加党参、白术，单纯用效果不好。所以，桂枝茯苓丸有两个作用，第一个作用治疗太阴病的外证，子宫肌瘤，脾主肌肉，它属于外证。第二个作用就是血水同调。

（一）变方：柴桂苓汤

柴桂苓汤（吴门验方）

柴胡 24g　黄芩 9g　党参 30g　甘草 3g　桂枝 9g　白术 30g　茯苓 9g　猪苓 50g　泽泻 9g　丹皮 9g　桃仁 9g　芍药 15g。

主治：膀胱癌。

膀胱癌需要血水同调，我治膀胱癌的时候，不是用柴苓汤，是用柴桂苓汤。就是柴苓汤和桂枝茯苓丸，叫柴桂苓汤，也就是柴苓汤加桃仁、丹皮、芍药，丹皮、芍药、桃仁是3个活血的药。这个方治疗膀胱癌的作用就更强。桃仁、丹皮活血，芍药又活血，又帮助五苓散利尿，还帮助柴胡疏肝。柴桂苓汤治疗膀胱癌就比柴苓汤好多了。蓄水又蓄血，蓄血又蓄水，气血同调。瘀血很重的，桃仁、丹皮、芍药就弱一些，可以加大黄、水蛭、虻虫，也就是下瘀血汤。

（二）变方：苓桂四逆散

子宫肌瘤使用桂枝茯苓丸，可以加柴胡、枳实、甘草，叫苓桂四逆散。为什么加柴胡、枳实、甘草呢？子宫肌瘤患者常常情绪不好，要疏肝，疏肝药里面的枳实、芍药能收缩子宫，有助于治疗子宫肌瘤。

（三）变方：桂枝茯苓丸合青娥丸

如果是前列腺癌，这个病也是水血互结，因为前列腺癌影响小便，和膀胱癌很相似，不过长的位置不一样，它也可以用桂枝茯苓丸，用苓、桂利尿，桃仁、丹皮、芍药活血。但是前列腺癌患者雄激素水平高，加香附、补骨脂、杜仲，也就是青娥丸（《太平惠民和济局方》）加香附，提高雌激素水平来拮抗雄激素。一个疏肝，一个补肾。是不是都有效呢？不一定，前列腺癌湿热下注的就没有效；阳虚饮停的也没效，不是用苓、桂，而是用苓、附，就是茯苓、附子、白术，因为三阴是递进关系，白术走太阴，附子走少阴。茯苓、附子、白术加芍药，再加生姜，也就是真武汤，也可以是瓜蒌瞿麦丸。前列腺癌很多是肾阳虚证，苓桂剂效果不好，但是前列腺增生桂枝茯苓丸还是很有效的。前列腺增生是良性的疾病，最后也可以变成肾阳虚证，也可以用瓜蒌瞿麦丸，刚开始要先缓解患者的小便不利，可以用真武汤，长期服用可以用瓜蒌瞿麦丸，因为瓜蒌瞿麦丸可以复形质。

五、大黄甘遂汤

重订 406：妇人少腹满，如敦状，小便微难而不渴，生后者，此为水与血俱结在血室也，大黄甘遂汤主之。(《金匮要略·妇人杂病》)

大黄甘遂汤

大黄四两　甘遂二两　阿胶二两。

上三味，以水三升，煮取一升，顿服之，其血当下。

【血室蓄血，此在子宫，多见西医所谓子宫癌等证。水与血俱结在血室，故用甘遂下水，阿胶养血，大黄下之。此证又多腹水，宜大黄甘遂汤。验之临床，卵巢癌腹水者多血性腹水，其脉多芤，故用阿胶。血结血室者，可与下瘀血汤，若为水与血俱结在血室，大黄甘遂汤主之】

水血互结，一个典型例子是血室蓄血。血室指的是子宫，我们经常用这个方治疗卵巢癌，卵巢癌就是"妇人少腹满，如敦状，小便微难而不渴，生后者，此为水与血俱结在室也"，"妇人少腹满，如敦状"，肿瘤已经很大了，已经是晚期的卵巢癌，十几个厘米。"小便微难而不渴"，小便困难是因为巨大的肿瘤压迫输尿管，产生严重的肾积水、腹水。这种患者生命都很危险。用大黄、甘遂、阿胶，有些效果。用阿胶是因为患者再出血，患者的腹水都是血性腹水。

像到这个程度的晚期卵巢癌，这个方教给大家，但是效果也不好，这个病非常难治，这个方只能改善一下症状，但是患者很痛苦。当卵巢癌到了这种程度，腹大如鼓，我的患者与我说过，那时候患者真的是想用刀把腹部劈开，因为实在是太难受了。这种病在古代又叫鬼胎，患者肚子很大，就像怀了胎一样。

怎么去判断这个病情的严重程度呢？看肚脐。如果患者肚脐眼都突出了，西医认为这种情况腹压很高，腹壁高度膨隆，伴有严重的循环动力学紊乱，也就是中医说的阴阳离绝。肚脐又叫神阙，是藏神的地方，患者肚脐眼都突出了，阴阳要离绝，寿命不长。如果是轻度的腹水，还可以用道家的方法，十指交叉，扣在任脉上，没事就可以扣在上面，睡觉也可以扣在上面。耳根一提，肚子一收，手上一扣，有助于缓解腹水，这是一套方法。这对肝硬化的腹水是最有效的，因为肝硬化的腹水是良性疾病，癌症是恶性疾病，很不好治。

这一证很典型，卵巢癌到了终末期，都呈现这个表现。"妇人少腹满，如敦状"，特指的女性，就是用来治疗卵巢癌，很特异性地去指女性，和男性的肝癌、肝硬化还有点不一样。

大家千万不要认为学了《金匮要略》《伤寒论》，就什么恶性肿瘤都能治，像这样的晚期卵巢癌，用大黄甘遂汤也是治不好的。《伤寒杂病论》里很多方都治不好肿瘤，治疗"朝食暮吐，暮食朝吐"的大半夏汤也是缓解症状的。

第五节　小结

太阳病有 4 个证，伤寒、中风、蓄水、蓄血。伤寒、中风的治法叫"开鬼门"，蓄水的治法叫"洁净府"，蓄血的治法叫"去菀陈莝"。开鬼门，实证把鬼门开了就行，虚证开上鬼门后还得关上。实证开鬼门，麻黄汤；虚证打开了再关上，桂枝汤。麻黄汤里的麻黄兴奋交感神经，用来治疗交感神经活性低的肿瘤，最具代表性的就是乳腺癌以及一部分卵巢癌，这个在太少两感证讲，它虽然有太阳的问题，它还有少阴的问题和激素的问题。正因为这个在太少两感证讲，所以我们讲太阳中风的时候，讲的是荆防败毒散或者九味羌活丸，九味羌活丸常常是夹湿。荆防败毒散治疗卫分肿瘤、血液系统肿瘤，它的核心是荆芥、防风、羌活、甘草，是这几个药在抗肿瘤。枳壳，有腹胀的可以用。如果你要选择九味羌活丸，把羌活、黄芩、细辛、生地摘出来。为什么要选黄芩呢？"癥坚之下，必有伏阳"。伏阳，有情绪。贪生怕死，人之本能。肿瘤几乎都有少阳病，就是这个原因。

太阳夹湿的代表方，是麻杏苡甘汤或者后世的薏苡竹叶汤，都是用薏苡仁抗 EB 病毒，或者疱疹病毒。整个疱疹病毒属是一大群病毒，和很多肿瘤有关系。可以听我们的"湿热温病学"这门课，这个问题讲得很清楚。真正了解疱疹病毒和肿瘤的关系，你才能够早期治疗、早期截断，能够加深理解加味麻杏苡甘汤处理 EB 病毒感染，会重用薏苡仁 90g，会用升麻、黄芩、丹皮、大青叶。如果是慢性期，用肥儿散。处理起来就麻烦一些了。当然如果病毒诱发了肿瘤，那可以在肿瘤的处方里加上 90g 薏苡仁，3g 蜈蚣，3g 天龙。

太阳中风，是个表虚证。对肿瘤来说，表虚证是什么？表就是卫，卫就是免疫、保护的意思，就是卫虚。表虚证卫气虚，就是免疫功能差，肿瘤免疫功能差用桂枝汤，我们用的是加味桂枝汤，是在桂枝汤的基础上合上薯蓣丸，合上玉屏风散，加上了专药油松节、专药鸡血藤。因为气和血不离，营和卫不离，要提高卫气，就需要养营。气为血帅，血为气母，再加上 30g 鸡血藤。油松节能够治疗关节疼，能够抑制体液免疫，提高细胞免疫，而细胞免疫低下是发生病毒感染和肿瘤的核心机制，而薯蓣丸就可以提高免疫力。再加 30g 的牡蛎，低钙的人免疫功能也会差。还可以加 20g 的白花蛇舌草，提高免疫。还可以加 30g 的蝉蜕，也提高免疫。当然也可以加 30g 的太子参，提高免疫。可以合上小柴胡汤，也就是柴胡桂枝汤，也可以提高免疫，这是为了促进正邪相争，免疫功能差，免疫耐受，正邪不争。那为什么正邪不争呢？他有少阳证，导致正邪不争，小柴胡汤合上加味桂枝汤。一合上小柴胡汤，这处方药味就多了。现在加上牡蛎就是 12 味药，再加蝉蜕、白花蛇舌草，14 味药，你再合柴胡、黄芩，加太子参，就是 15 味药了。复杂的疑难疾病，药的味数就是多，你还可以加 6g 当归，当归配黄芪，生血作用强，气血一起调，又有鸡血藤。这就看医生对中医的理解是什么水平。

接下来就是太阳蓄水，膀胱蓄水。

开鬼门，洁净府，去菀陈莝。这个净府就是膀胱，太阳蓄水，它的代表方是五苓散。但是"三焦者，决渎之官，水道出焉"，合上小柴胡汤，效果会更好，尤其带有尿路刺激征的。如果真的小便出不来，堵在那儿了，它是太阳蓄血。小柴胡汤可以去半夏、生姜。"小便少者，必苦里急也"，所以苦里急，尿急，想尿又尿不出来，枢机不利，所以要加小柴胡汤。五苓散还可以治腹主动脉瘤，"假令瘦人，脐下有悸"，有可能是腹主动脉瘤在搏动，所以"吐涎吐而癫眩，此水也，五苓散主之"。小柴胡汤合五苓散，那就是春泽汤，就有春泽汤在里面，半夏、生姜看情况加减。

肿瘤的蓄水和其他的疾病不一样，它常常是血不利而为水，水不利而为血，是血水同病。它的蓄水不仅有气滞，还有瘀血。瘀血才导致了蓄水，因为它是肿瘤。蓄水出的水里面又常常有血，水不利而为血。所以肿瘤的特点是血不利而为水，所以蓄水有瘀血的原因，也有出血的原因。我们前面讲的五苓散、柴苓汤，没有考虑到瘀血导致的蓄水，蓄水导致出血。肿瘤的蓄水和蓄血关系非常密切，蓄水可以导致蓄血，蓄血可以导致蓄水。血不利为水，这和其他的良性疾病不一样。

太阳病，膀胱蓄水，代表方是五苓散。《黄帝内经》讲需要"开鬼门，洁净府，去菀陈莝"。伤寒、中风需要开鬼门，膀胱蓄水需要洁净府，膀胱蓄血需要去菀陈莝。

治疗膀胱蓄水需要注意几个问题，第一个就是三焦和膀胱的关系。"三焦者，决渎之官，水道出焉；膀胱者，州都之官，气化则能出矣"，它本身"津液藏焉"，里面都是尿，有气化这个尿就能够分泌出来。可是如果膀胱口不打开，尿也出不来。打开就是渎和决。气分是用小柴胡合五苓散，柴苓汤；血分是用桂枝茯苓丸；气血水同调，就是柴桂苓，小柴胡调气，桂枝茯苓丸调血，五苓散利水。

《素问·汤液醪醴论》的这一段话讲得很深："平治于权衡，去菀陈莝，微动四极，温衣，缪刺其处，以复其形。"如何复形质呢？这段话讲了太阳病复形质的3个方法，开鬼门，洁净府，去菀陈莝。

如此，就可以"精以时服，五阳已布，疏涤五脏，故精自生，形自盛，骨肉相保，巨气乃平"。精气才能够养形，形才能够自盛，否则，精气被消耗了以后，就会形体消瘦。

举一个例子，《伤寒杂病论》说"其人素盛今瘦"，素盛今瘦就是说过去胖，现在瘦。饮邪导致过去胖，现在瘦，代表方是五苓散。肿瘤科医生都会常规询问患者体重有没有进行性下降。这是第一个需要教给大家的，包括五苓散治疗腹主动脉瘤。

不仅膀胱蓄水，有时候是胸腹水，代表方葶苈大枣泻肺汤，治疗胸腹水，30g 葶苈子，都属于蓄水的范畴。实际上葶苈大枣泻肺汤不属于蓄水，属于支饮，也是胸腹腔有水，但和膀胱蓄水很相似。

第二个就是蓄血，膀胱蓄血和普通的蓄血不一样。膀胱蓄血，选择的药物在下焦。因为膀胱在下焦，是桃仁、大黄。水蛭、虻虫，活血利水，选了两个活血利水的药。抵当汤，治的病很多，也治膀胱癌，膀胱癌有瘀血，本身膀胱有瘀血，肿瘤大一点的时候就需要活血。当然前提是没有完全梗阻，如果肿瘤完全把膀胱口堵住了，也不行，因为坏死组织排不出来。但有时候可以排出坏死的肿瘤组织，我们也遇见过。用了抵当汤，小便里头出现絮状的、块状的、坏死的肿瘤组织。这是蓄血的一个方。

第二个方就是把抵当汤和升麻鳖甲汤合用，我们叫三加升麻鳖甲汤，治疗卵巢囊肿。卵巢癌也可以在这基础上化裁。除了三加升麻鳖甲汤，我们还有一个治疗巧克力囊肿的方。为什么说巧克力囊肿呢？因为巧克力囊肿纤维组织包裹，很坚硬，要破膜，用30g 皂角刺，再配黄芪 60g 拮抗皂角刺。为什么不用人参呢？因为黄芪能行水，人参不能。加水蛭、海藻，活血利水。巧克力囊肿里面都是液化了的血水，要活血利水。这就是吴门的化血煎。这个方可以将血化为水，然后再把它吸收了，所以叫化血煎。肿瘤组织坏死了，也是血化为水。除了化血煎，还有一个方叫化血丹。但是这个方是道家的，这个方的组成我不知道，没人传我。化血丹的故事写在《西江月》里，但是它具体组成不知道，古籍上也有记载化血丹的组成，但不见得是故事里的原方。

　　血水同病除了抵当汤，还有一个代表方是桂枝茯苓丸，比抵当汤更温和。柴苓汤可以合抵当汤，也可以合桂枝茯苓丸，就看病情的轻重。抵当汤用完以后，大便通了，肿瘤组织也排出了一部分，就可以用桂枝茯苓丸。气分水饮，用苓桂术甘汤；血分瘀血，就是苓桂丹桃芍，把白术、甘草换成芍药、丹皮、桃仁而已。活血药选芍药、丹皮、桃仁，也很讲究。桃仁走下焦，芍药、丹皮通月经，作用于子宫、膀胱等下焦脏器。也可以治不是血水同病的疾病，比如子宫肌瘤。子宫肌瘤是太阴外证，所以不用党参、白术，选桂枝。子宫是个血室，也是水停的地方。桂枝茯苓丸是苓桂术甘汤的一个变方，张仲景的处方配伍非常规律。治子宫肌瘤，可以加四逆散，叫作苓桂四逆散。治前列腺癌可以加香附、补骨脂、杜仲，补肾，拮抗雄激素；下焦湿热的，肾阳虚夹饮邪的，也不见效。柴苓汤加上桂枝茯苓丸，我们叫柴桂苓汤，治疗膀胱癌。还有"水与血俱结在血室也"，大黄甘遂汤证，这个病到这种程度就不好治了，这是太阳病。

第三章　少阳肿瘤

第一节　少阳和肿瘤的关系

少阳病和肿瘤的关系非常密切，几乎所有的肿瘤都和少阳病有关。有几个原因：

一、参与肿瘤神的改变

第一，肿瘤患者常有肿瘤人格。人的形、气、神是相互影响的，肿瘤患者首先有神的改变，这种神的改变叫作肿瘤人格。大致有两种类型，一种是精神状态抑郁或者焦虑，另一种是很烦躁、躁狂，这两种情绪的患者都容易发生肿瘤。好多肿瘤患者的面部特征都有一个特点，眉头紧锁，五官都往里长，眼睛、鼻子、嘴巴、耳朵似乎都拧在一起。相由心生，神对形是有影响的，肿瘤患者长期存在肿瘤人格，相貌也会有相应的变化。乳腺癌，中医古代医书又叫"妒乳"。有的女性心思细腻，心眼就小，天天想着张家长，李家短。这种女性嫉妒心特别强，所以叫"妒乳"。又比如，淋巴瘤中医又叫"失荣"。有些淋巴瘤患者的性格特征是拥有很大的财、权、钱，文化水平、社会地位都很高，突然有一天什么都没有了，巨大的落差感最终使他患上淋巴瘤，所以叫"失荣"。

深刻理解肿瘤人格，要增进自己的修养，看看自己身上有多少负面情绪，是不是眼睛、鼻子、嘴巴长在一起。要学会观察患者的一些细小特征。

第二，肿瘤的应激。应激有两种情况，一种是应激以后发生肿瘤，另一种是肿瘤发生以后的应激状态。第一种比如有的人失去亲人后，伤心欲绝，过了两个月，一查发现患上了肿瘤。这种是先有应激，应激摧毁了免疫系统，免疫抑制导致肿瘤快速生长，一般两个月就可以导致肿瘤基因表达。患者可能之前就有肿瘤，但是体积小，影像检查还不足以发现，现在由于强烈的应激导致机体免疫抑制，使得肿瘤在短时间内长大，最后被诊断出来。而当发现肿瘤以后，受到再次打击，又是一次新的应激，对肿瘤的恐惧等导致患者情绪改变，这是发生肿瘤后的应激。所以肿瘤人格和肿瘤应激这两方面都和少阳有关，都属于神的范畴。

二、参与肿瘤气的改变

肿瘤患者还有气的改变，与少阳有关的主要包括三方面。

第一，痰瘀阻气。少阳三焦为气道，为元气运行的通道，局部有痰瘀，有形之物阻碍气的运行，这属于少阳枢机不利。一般认为，肿瘤是痰瘀互结，其实不仅有痰凝、血瘀，还有继发的气滞，气滞之后又容易化火。

第二，伏阳化火。先有痰瘀阻气，才有气滞化火。少阳主火，结合肿瘤来说，"痞坚之下，必有伏阳"。肿瘤患者常常肝气不调达，"气有余，就是火"，所以肿瘤组织周围常有炎症。

第三，化疗伤肝。肝脏是个解毒器官，化疗药是毒药，所以化疗必会伤肝，只是损伤程度不同而已。有的损害小，没有导致中毒性肝炎；有的导致中毒性肝炎，转氨酶升高，严重的甚至出现黄疸；还有的转氨酶没有升高，出现黄疸，常常也有轻度的肝损伤。几乎所有做了化疗的患者都表现为口苦、恶心呕吐、消化吸收不良等症，常常是化疗引起的肝损伤。当然化疗也会损伤胃肠，导致胃肠黏膜脱落影响消化道功能。这三方面讲的都是少阳参与肿瘤患者气的改变。

三、参与肿瘤形的改变

少阳也参与人体形的改变，少阳三焦是液道，液道不通，津液就容易聚而为痰，促进痰瘀互结，形成肿瘤。得肿瘤之前，气滞可以形成瘀血，患了肿瘤之后，瘀血又能阻碍气的运行，互为因果。所以治肿瘤，常常要从少阳三焦去治，疏散痰饮。这也是治疗太阳蓄水，五苓散可以合上小柴胡汤的原因。

所以，从肿瘤人格、肿瘤应激、痰瘀阻气、伏阳化火、化疗伤肝、三焦液道这6个方面来看，少阳病和肿瘤的关系很密切。

第二节　肿瘤应激

一、肿瘤九大情绪改变

发现肿瘤以后，肿瘤患者究竟有一些什么样的情绪改变？

第一，恐惧。肿瘤患者首先会感到恐惧，因为要面对死亡。我们对死亡的认知都是很可怕的。太湖国学讲过一门课叫"庄子新解·生死"，实际上题目应该改成死生，中国人是向死而生，死是开始，生是结束。生与死，就像一天的白天与黑夜，有白天就有黑夜，没有什么大不了的。但是老百姓对死亡还是充满恐惧的，不管他怎么说不怕死，一个有经验的肿瘤科医生还是能够感知到他的恐惧。这是患者的第一个情绪反应——恐惧。

第二，焦虑。肿瘤患者确诊前后会有不同程度的焦虑。确诊前，患者焦虑的是究竟是不是患了肿瘤，确诊后则焦虑的是能否治愈，治疗期间也很焦虑，治疗结束后焦虑的是会不会复发。

第三，烦躁，坐立不安，做什么事情都定不下来。一会儿坐，一会儿站，一会儿找这，一会儿找那，手、脚都不知往哪儿放。

第四，抑郁。等诊断的那几天一过去，或者治疗一段时间后，肿瘤患者感到治疗很痛苦，手术打击很大，放化疗损伤很明显，加上病情是中晚期，患者就会抑郁。抑郁的一个最典型的标志就是失去欲望。人最简单的欲望，即《孟子》所谓"食色，性也"。患者首先表现为没有食欲，什么都不想吃，吃什么都不香，山珍海味端桌上也没感觉。色就更不用说了。

第五，失落。患者开始思考，我奋斗一辈子是为了什么？努力工作、养子女是为了什么？你们关心我吗？我多么辛苦！他开始否定自我，否定自己的价值观、人生观、世界观，感到失落。

第六，愤怒。失落之后就会愤怒。为什么我会得病？努力干了一辈子，好不容易好一些了，却得病了，为什么是我？

第七，嫉妒。愤怒之后还会嫉妒，为何就我得癌症？别人为什么不得？

第八，孤独。嫉妒之后就感到孤独，没办法与人交流，其他人都没有做过手术，都没做过化疗，都没做过放疗，他们无法理解我的痛苦。

第九，自闭。孤独之后就是自闭，对外界的反应减退，别人说什么都没表情，整天不说一句话。所以肿瘤患者的情绪改变很复杂。

由于我们特有的文化背景，使得大部分肿瘤患者临死前都没有思考过一些人生的重要问题。我是谁？从哪儿来？到哪儿去？

人从子宫中来，最终要到坟墓中去，子宫长得跟坟墓很像，子宫是封闭的一个空腔，阴道就是墓道，阴唇一合并，那就是墓碑。阴唇外面还有很多的毛发，那就是小树林，灌木丛。两个臀部隆起就像山沟。人不就是从坟墓中来再到坟墓中去吗？为什么患癌？那么多人为什么患癌的偏偏是你？患癌后该怎么做？假如肿瘤治疗好了，该如何重生？这些问题很多人临死都没有思考过。癌症是让人重新活一回，是第二次投胎，重新做人。但很多患者是不思考这些问题的，所以他们无法走出应激。

二、小柴胡汤与肿瘤应激

《伤寒论》小柴胡汤的条文："伤寒五六日，中风，往来寒热，胸胁苦满，默默不欲饮食，心烦喜呕，或胸中烦而不呕，或渴，或

腹中痛，或胁下痞硬，或心下悸、小便不利，或不渴、身有微热，
或咳者，小柴胡汤主之。"

小柴胡汤描述的症状"默默不欲饮食"，"默默"指对外界反
应减退。比如，以前我在病房的时候，一周查一次房，一般持续两
三个小时。在病房的门口，有些患者看到我就喊"吴主任来了，吴
主任来了"，都很兴奋。但就有的患者，一进那间病房，就可以看
到他对着墙睡，这情况就不对。正常人侧睡的时候，应该是对着门睡，
对墙侧睡是自闭的表现，提示心理有问题。家属说，吴主任查房来了，
看你来了，患者才慢慢翻过身子，翻个白眼，也不说话，这就叫"默
默"，对外界的反应减退。万物唯心所造，患者在脑里虚构了一个
世界，活在内心世界里，排斥这个真实的世界。对外面的世界不感
兴趣，没有欲望，没有欲望的第一个反应就是没有食欲，叫不欲饮食。
而且他会对你讲，一切都是空，什么都是虚妄，这都反映出他的欲
望减少。当然有的人很有欲望，告诉你一切都是空，实际他的心理
是只野兽。但是这种肿瘤患者，他是真的觉得没意思，欲望减少了，
所以叫"默默不欲饮食"。

心烦喜呕，烦躁。所谓喜呕，指喜欢呕吐。这种呕吐是患者的
一个主观症状。他要吐给别人看，是在寻求关注。抑郁症患者常见
恶心、乏力、纳差，这时健脾开胃很多时候没有效。他的纳差，是
失去食欲、失去欲望的表现。恶心是他喜呕，没人的时候可能不恶
心或者恶心轻。亲戚朋友一来看他，可能就开始恶心了。

胸胁苦满，也是一个躯体症状，以满为苦，可以表现为胸前疼
痛不适，未必是癌痛，这种疼痛用止痛药效果也不好，那是灵性痛。
刚得病前两天，亲戚朋友都来看他，得病 3 个月以后，谁也不来了，
他就开始痛了，那是灵性痛，是脑袋里在痛。所以小柴胡汤条文描
述的都是些精神症状。

再举一个乏力、纳差、恶心的例子。以前我去外地给一个女性
患者看病，她出生于干部家庭，生活条件好，可谓众星捧月，但岁

数大了后得了食管癌，可能就没人把她捧为人上人了。得了癌症，在中国人的眼里，就像一个活死人，活着对周围的人而言，没有利用价值。当时她的病情很严重，不欲饮食，乏力，无法下床，躺在床上都累，喂她东西都没有力气下咽。我见她这么乏力，首先给她做肌力检测，摁住腿，让她做抵抗运动，结果发现她比我还有力。我就告诉她和她的子女，现在的问题是患者灵性痛，是灵魂受到了伤害，得了食管癌后，再也无法众星捧月，星星去别处了，她成了一轮孤月，必须要接受事实。没有星星，月亮也很好，大概与她交流了一两个小时我才走。结果过了两天，她就出院了，能走能跳，好好地回家了。她其实就是一个抑郁症的症状，是个肿瘤应激。肿瘤把她的世界观、人生观给摧毁了，她只是需要人关注。

类似的例子还有很多，比如一个疼痛科的医生，他给一个疼痛的患者开了止痛药，但怎么调药，患者疼痛都不缓解。他就与患者交流，你有什么想法吗？你的疼痛是止痛药解决不了的。患者才告诉医生，他哥哥是由于癌症离世的，现在他也患上晚期癌症，活不久了，而老母亲年岁已高，白发人送黑发人，会很难过。他不知道该马上告诉老母亲残酷的实情，还是等他死了以后，留给母亲一具尸体，让她独自难过。那医生告诉他不需要隐瞒，让妈妈来看他。结果近80岁的老母亲到了他病房，很淡定地给他做吃的，伺候他，最后他是躺在母亲的怀里安详地死去的。

少阳病在肿瘤患者中非常常见。但是肿瘤的治疗非常复杂，包括我的患者的治疗，在这方面做得不好。为什么做得不好呢？没有时间与患者详细交流。其实在神志上的观察，我有一些经验，也有一些独到的方法，比普通的医生观察更细致些，但是实在没有时间去处理这些患者。因为门诊患者太多，要一个个看，一上午详细看一个，可能剩下的患者都没法看了，这是处理不到位的地方。但是我们也尽量去帮助患者，给他们以关怀。

第三节　三焦液道

讲三焦液道，首先讲痰和三焦的关系。太阳经讲过膀胱蓄水，那也是水饮证，正好接着讲三焦液道。肿瘤为有形之物，非痰即瘀，和痰饮关系密切。先讲少阳实证：一加减小柴胡汤。

一、一加减小柴胡汤

少阳实证：一加减小柴胡汤（吴门验方）

柴胡（八两）　黄芩（三两）　细辛（三两）　生姜（切，三两）大枣（擘，十二枚）　瓜蒌实（一枚）。

小柴胡汤条文后讲"若胸中烦而不呕者，去半夏、人参，加瓜蒌实一枚。"胸中烦而不呕，指有结胸。"病发于阳，而反下之，热入因作结胸；病发于阴，而反下之，（一作汗出）因作痞也。所以成结胸者，以下之太早故也。"可见结胸是由于病发于阳（形成结胸的详细机制，可参考《中医内科学》讲痞满结的内容），病发于什么阳呢？少阳。比如乳腺癌，一部分病发于少阳，另一部分病发于少阴。病发于少阴的为太少两感证，病发于少阳的即为一加减小柴胡汤证。小柴胡汤可以用来治疗乳腺癌，但需要加减，加减后客观来说会有些效果，但治不好乳腺癌。因为乳腺癌的治疗很复杂，往往不是一条经的问题。实际临床处方时要六条经都兼顾考虑，只是以某一条经为主而已。大部分乳腺癌都从少阴去治，小部分从少阳治，所以一加减小柴胡汤治疗的乳腺癌很少，对小部分激素受体阴性的乳腺癌有效，有10%左右。有的学者提出"一气周流，百病不生"，用小柴胡汤治疗所有乳腺癌是不合理的。

此方是去掉小柴胡汤中的半夏、人参，加瓜蒌。因为不呕，就去半夏；因为是个实证，就去人参，就成了柴胡、黄芩、甘草、生姜、大枣、瓜蒌。乳腺癌长在乳腺，是在胸腔外长了一个有形的结，属于中医结胸的范畴，它与肺部肿瘤不同，肺是长在胸腔内。所以可以把乳腺癌当成结胸病治，可以合上蒌贝散。

二、蒌贝散

蒌贝散（《医宗金鉴》）

瓜蒌、贝母（去心，研）、南星、甘草（生）、连翘（去心）各一钱（一方加青皮、升麻）。

主治：乳劳初肿，气实者。

蒌贝散用瓜蒌、贝母、南星、甘草、连翘，"一方加青皮、升麻，治乳劳初肿气实者"。乳劳指乳腺癌患者最后会越来越消瘦，形成劳证。初肿气实者指乳劳后面才劳，初起是个实证，到后面广泛转移，消瘦、消耗，就成了劳证。所以初起时可加瓜蒌、贝母、南星化痰散结，还可以加白芥子化皮里膜外之痰。一般就直接加青皮，它在乳腺癌中的运用很多书都讲到过，这个药可以治疗乳腺癌，所以不选陈皮选青皮。而升麻一般不用，因为它含升麻碱，有点弱雌激素活性作用，乳腺癌患者大多雌激素水平高，所以一般不用，不过对雌激素受体阴性的乳腺癌，用点升麻也未尝不可。一般需要 10g，取其对上焦疾病的升提作用。临床选药要明白药物背后的意义，比如化痰用瓜蒌、贝母和白芥子，那南星可不可以用？如果痰重，天南星也可以用，可以灵活化裁。对于乳腺癌，一般都用白芥子，因为肿瘤长在胸腔外，白芥子治皮里膜外之痰。

三、柴胡蒌贝汤

一加减小柴胡汤合蒌贝散成了一个新方，叫柴胡蒌贝汤。

柴胡蒌贝汤（吴门验方）

柴胡24g 黄芩9g 甘草9g 生姜9g 大枣9g 瓜蒌30g 土贝母12g 白芥子9g 青皮9g 川楝子9g 全蝎3g。

柴胡蒌贝汤是我用来治疗乳腺癌的一个常用方，它是从《伤寒论》小柴胡汤条文脱化而来的。

第四节 化疗反应

少阳三焦为液道，痰饮水湿之病也常见于少阳，尤其是化疗过程中。化疗会影响胃肠道功能，使胃肠道黏膜损伤脱落，但首先影响的是肝脏的解毒功能，即化疗伤肝，所以化疗引起的消化道症状，多从少阳去治。

一、腹胀

六加甘露消毒丹（吴门验方）

茵陈30g 白豆蔻6g 藿香9g 黄芩9g 大腹皮30g 厚朴30g 制半夏9g 生姜3g。

主治：腹胀。

用甘露消毒丹加30g大腹皮、30g厚朴，即六加甘露消毒丹治疗化疗引起的腹胀，很快就能缓解。

二、呕吐

八加甘露消毒丹（吴门验方）

茵陈30g 白豆蔻6g 藿香9g 黄芩9g 连翘30g 半夏9g 生姜6g 茯苓6g。

主治：呕吐。

八加半夏与生姜，加连翘、茯苓，治疗化疗引起的呕吐。

三、口疮

二十一加甘露消毒丹（吴门验方）

茵陈 30g　白豆蔻 6g　藿香 9g　黄芩 9g　枇杷叶 9g　芦根 30g
竹茹 9g　白茅根 30g。

主治：口疮。

治疗化疗引起的口疮，加枇杷叶、芦根，竹茹、白茅根，即
二十一加消毒丹。这些症状都是从少阳夹湿去处理。

四、肝癌纳差

十六加甘露消毒丹（吴门验方）

茵陈 30g　白豆蔻 6g　藿香 9g　黄芩 9g　连翘 30g　苍术
30g　防己 30g　牛膝 30g　大腹皮 30g。

若为肝癌、肝硬化，不欲饮食，用十六加甘露消毒丹。

五、胰腺癌

（一）十四加甘露消毒丹

十四加甘露消毒丹（吴门验方）

茵陈 30g　白豆蔻 6g　藿香 9g　黄芩 9g　滑石 9g　麦芽 30g　白
矾 1g　郁金 9g。

主治：胰腺癌。

若为胰腺癌不欲饮食，可以用甘露消毒丹加滑石、白矾、麦芽、
郁金，即十四加甘露消毒丹。还可以加木香，方中加滑石、麦芽、白矾、

郁金、木香的思路来于硝石矾石散。

重订468：黄家，日晡所发热，而反恶寒，此为女劳得之。膀胱急，少腹满，身尽黄，额上黑，足下热，因作黑疸。其腹胀如水状，大便必黑，时溏，此女劳之病，非水也。腹满者难治，硝石矾石散主之。（《金匮要略·黄疸病》）

硝石矾石散

硝石　矾石（烧，等分）。

上三味，为散，以大麦粥汁和服方寸匕，日三服，病随大小便去，小便正黄，大便正黑是候也。

硝石矾石散能治疗黑疸，胰腺癌有很多人面黑，面黑黄黑黄的，还伴有腹胀。日晡所发热，指下午太阳落山时，有的患者发热恶寒，也有的没有。膀胱急，指小便困难。足发热，指足板心发热。其腹胀如水状，其实里面没有水。大便必黑，时溏，指大便是稀溏的，颜色偏黑。此女劳病，非水也，指腹内并没有水，处方为硝石矾石散。我们一般用加味硝石矾石散。

（二）加味硝石矾石散

加味硝石矾石散（吴门验方）

芒硝 3g　白矾 1g　生麦芽 30g　郁金 9g　木香 9g。

加减：胆道结石可加威灵仙 30g，无芒硝可用滑石代。

主治：胆道胰腺肿瘤，黑疸，胆道结石。

治疗胰腺癌有效。方中木香加郁金，是颠倒木金散。木香具有强力利胆作用，能够扩张胆管，促进胆汁、胰液的分泌，治疗胆道胰腺疾病，而且还能行气止痛。郁金加枯矾，是白金丸，硝石是利用芒硝软坚散结的作用来治疗胰腺癌。矾石这个药，在农村能帮助农民净化水液。农民把白矾往污染的水源或泥浆水中一放，水里的杂质就形成沉淀，上面澄清的水就成了饮用水。所以中医认为矾石是用来化顽痰，去污垢的。方中的生麦芽有两个作用：一是把药引入肝经，疏肝；二是硝石和矾石刺激胃，麦芽又能保护胃。原方是用大麦粥送，但是药房一般不备大麦粥，所以在处方中加生麦芽代替。

（三）十五加甘露消毒丹

十五加甘露消毒丹（吴门验方）

茵陈 30g　白豆蔻 6g　藿香 9g　黄芩 9g　薏苡仁 90g　木香 9g　龙葵 30g　制商陆 9g。

胰腺癌若表现为湿重，可在甘露消毒丹的基础上加薏苡仁、木香、龙葵、商陆，即十五加甘露消毒丹。

《伤寒论》只有详细讲解之后才能大道至简，比如说硝石矾石散，治疗女劳疸、黑疸，"女劳之病，非水也"。女劳说得比较复杂，胰腺癌和患者个人的特征和他的家族特征有关系，有一部分胰腺癌患者的皮肤就是黑，加上肝、胆、胰不好，又发青，黑青黑青的，黑黄黑黄的，这就是女劳疸。

导致胰腺癌的发生有两个基因，一个基因叫 BRCA1，另一个基因叫 BRCA2。这两个基因的突变可以遗传，比如说如果 BRCA1 或者 BRCA2 这两个基因中有一个突变，那么患者发生乳腺癌的概率占 50% ~ 85%，发生卵巢癌的概率占 10% ~ 40%，还有 15% ~ 20% 的概率可能是胰腺癌。过去西医没有认识到，西医最早发现 BRCA1，后来又发现 BRCA2，最早发现这个基因就在乳腺癌，这个基因的突变可以遗传，可能会发生家族型乳腺癌。一般来说，肿瘤具有遗传易感性，不是遗传病。但是 BRCA1、BRCA2 的基因突变导致的乳腺癌，这就是遗传病。

乳腺癌可以通过父母遗传给子女，过去认为这些基因只遗传给女儿才会发生乳腺癌，遗传给儿子不发生疾病。但是儿子可以遗传给孙女，他可以携带这些基因不发生疾病，如果发生疾病，最容易的就是发生乳腺癌。后来发现，这两个基因不仅跟乳腺癌有关系，跟卵巢癌也有关系，发生卵巢癌的概率大概占1/3。再后来又发现这些基因突变可以导致男性乳腺癌，但是非常少见，因为男性乳腺癌总体很少。近来的研究发现基因的突变是导致胰腺癌发生的重要因素，携带 BRCA1、BRCA2 基因突变的患者有 15% ~ 20% 的机会发生胰腺癌。胰腺癌好发于男性，这种胰腺癌发病的根本原因是因为患者携带了家族基因的突变。这些基因的突变，过去认为就是乳腺癌发生的原因。我们过去认为的男性携带这些突变基因是不发病的，只是遗传给他的子女。现在发现男性也发病，只是男性乳腺癌很少见。而他则成为胰腺癌的一个重要的分子靶标，或者说靶向治疗的靶标，这本身是一个女性的致病基因。

六、泌尿生殖系统肿瘤、结直肠癌

九味黄芩汤（吴门验方）

生地 30g　黄芩 9g　苦参 6g　当归 6g　浙贝母 30g　滑石 6g
通草 30g（另煎）　蒲黄 15g　猪苓 30g。

主治：湿热型泌尿生殖系统肿瘤。

九味黄芩汤，由三物黄芩汤合当归贝母苦参丸，加猪苓、滑石、通草、蒲黄组成，用来治疗湿热型的下焦肿瘤，如泌尿生殖系统肿瘤、结直肠癌。

重订 562：妊娠，小便难，饮食如故，当归贝母苦参丸主之。（《金匮要略·妇人妊娠病》）

当归贝母苦参丸

当归　贝母　苦参（各四两）。

上三味，末之，炼蜜丸如小豆大，饮服三丸，加至十丸。（男子加滑石半两）

重订 563：蚀于下部则咽干，苦参汤洗之。（《金匮要略·百合狐惑阴阳毒病》）

苦参汤方

苦参一升。

以水一斗，煎取七升，去滓。熏洗，日三。

若治疗湿热型的结直肠癌，方中就不需要加滑石利尿，因为滑石在结直肠癌的治疗上作用不大。若无尿痛，蒲黄不常用；若尿痛，也可用蒲黄合五苓散，它是利尿止痛的，根据具体病情调整处方即可。方中的苦参，量越大抗肿瘤的作用越强，效果也越好，但是它有败胃的副作用，服用苦参必须饮食如故。若饮食如故，有的人吃 30g 苦参都不影响。若患者食欲减退，苦参尽量不要用，用了后容易败胃，导致患者不欲饮食。苦参还能治疗狐惑。《金匮要略·百合狐惑阴阳毒病》篇讲"蚀于下部则咽干，苦参汤洗之"，用苦参治疗狐惑病。

七、肺癌伴胸水

瘀咳方（吴门验方）

香附 9g　旋覆花 9g　薏苡仁 30g　桃仁 9g　当归 9g　蜈蚣 3g
三七 6g　白芥子 9g。

主治：胸膜粘连，胸水加半边莲 30g，葶苈子 30g。

在少阳三焦液道，还有个方叫瘀咳汤。如果患者有胸水，常见于肺癌患者，可加 30g 半枝莲，30g 葶苈子。若胸水已减退，直接用瘀咳汤即有效。三焦为液道，方中有香附、旋覆花，从少阳三焦去治。

第五节　伏阳化火

少阳三焦伏阳化火。我们讲了肿瘤发生的基本病因，痰、瘀、热、毒、虚，里面有一个热，痞坚之下，必有伏阳，与癌性炎症发热相关。白细胞介素 -6 可以导致慢性肿瘤相关的炎症。肿瘤坏死因子导致肿瘤患者发热，表现为热毒炽盛，常用的药为蚤休，蚤休是清肝、清少阳的。所以在处理肿瘤有热时，需要清少阳之热。

一、胃癌

柴胡达原饮（吴门验方）

柴胡 24g　黄芩 9g　甘草 3g　薏苡仁 60g　槟榔 9g　厚朴 9g
草果 3g　竹叶 6 ~ 30g。

主治：EB 病毒感染胃炎。

第一个方，柴胡达原饮治疗 EB 病毒感染导致的胃炎和胃癌，即从少阳去治。方中柴胡、黄芩、甘草，为小柴胡汤的架子，槟榔、厚朴、草果三药是作用于消化道的，能够理气、除湿，再加薏苡仁、竹叶抗病毒。EB 病毒感染导致的胃炎，容易发生胃癌，它的特点表现为舌苔厚腻，苔白厚如积粉，这种胃炎或胃癌往往芳香化湿不见效，此方就有效。方中治苔白厚如积粉的专药是草果，抗 EB 病毒的专药是薏苡仁、竹叶，和解少阳，调节正邪相争的专药是柴胡、黄芩。它和传统中医治疗疾病的思路不一样，传统中医见到这种胃癌可能会用藿朴夏苓汤，一般都无效，肿瘤还是长。此方从少阳三焦去清疾病的热，为什么有热？因为 EB 病毒感染很容易表现出湿热征象。这样按照病理，从少阳三焦去治湿热，远远比用藿朴夏苓汤疗效要好。

二、血液系统肿瘤

（一）急性早幼粒细胞白血病

青黄散（《赤水玄珠》）
青黛 雄黄。

复方黄黛片（黄世林教授方）
青黛 雄黄 丹参 太子参。

当归龙荟丸（《黄帝素问宣明论方》）
当归 龙胆草 栀子 黄连 黄柏 黄芩 芦荟 青黛 大黄
木香 麝香。

七星丸（又名：抗白丹）（北京市房山区民间验方）
雄黄 巴豆 生川乌 乳香 郁金 槟榔 朱砂 大枣。

因为肝藏血，另一个可以从少阳三焦去治的便是血液系统肿瘤，尤其是粒细胞的肿瘤，代表方为青黄散。20 世纪 80 年代有一位老专家黄世林教授，在青黄散的基础上加了丹参、太子参，做成了复方黄黛片。复方黄黛片治疗早幼粒白血病，完全缓解率达到了96.7% ~ 98.0%，5 年无病生存率达到了 86.88%。早幼粒白血病是个很凶险的疾病，经常中西医都束手无策，却被全反式维 A 酸砷制剂给治愈了（彩图 15）。所以大家都说东北的张亭栋教授发现砷制剂治疗早幼粒白血病，有巨大的贡献。其实相关的内容《金匮要略·百合狐惑阴阳毒病脉证治》篇中就有记载，一直到明清都有相关的记载。当然张亭栋教授，包括陈竺院士使医学界都认可了砷制剂在 M3

型白血病中的应用，他们的贡献很大。

青黄散治疗 M3 型白血病，或者粒细胞白血病，主要是两个药，一个药是砷制剂，雄黄或者砒霜；另一个药是青黛，青黛的有效成分为靛玉红。青黛治疗 M3 型早幼粒白血病来自于当归芦荟丸。血液病研究所很早就研究当归芦荟丸治疗粒细胞白血病，反复拆方研究，最后发现只有一个药有效，就是青黛。所以中医也得做研究。典型的还有七星丸也能治疗此病，一拆方，发现里面的有效药物为雄黄。

青黛配雄黄，就是复方黄黛片，其实也不是黄世林教授的发明，《赤水玄珠》里就有青黄散，就用青黛配雄黄，主要就这个配伍在治疗 M3 型白血病。所以现代研究对中医是很有帮助的，但是不被中医接受。我们团队做了几十项肿瘤相关的研究，通过研究才认识到比如瓜蒌配贝母、附子配南星等能增强疗效背后的机制，才能掌握规律，说得清楚，极大地提高了临床疗效。

青黄散治疗 M3 型白血病的机制陈竺院士讲得很清楚（彩图16）。雄黄中的砷制剂进入细胞诱导白血病细胞凋亡，为君药。青黛中的靛玉红能增强砷制剂诱导凋亡的疗效，为佐药。丹参含丹参酮，能促进砷制剂进入细胞，并阻断它的降解，为臣药。三药一配伍，促进白血病细胞凋亡的疗效大大增强。研究把机制讲得很清楚，而且明确告诉我们，它对早幼粒白血病治愈率是 96.7% ~ 98.0%，无病生存率是 86.88%。而且告诉我们用量，砷制剂有毒，量小效果不好，量大易中毒死亡。这也是用青黛配雄黄的原因，雄黄有毒，如果大便不通容易蓄积中毒导致死亡，正好加上青黛，青黛服用后易腹泻。两药一拮抗，服用青黛不易腹泻，服用雄黄也不易便秘。所以七星丸中雄黄要配巴豆，也是为了解决蓄积中毒的问题。当归芦荟丸偏清热，七星丸偏温阳，两药单用都治不好早幼粒细胞白血病，但把当归芦荟丸中的有效成分青黛、七星丸中的有效成分雄黄拿出来配在一起，成为青黄散，疗效就大大增强。所以中医还是得做研究，不能大而化之。

普济消毒饮 (《东垣试效方》)

酒黄芩 酒黄连 连翘 板蓝根 马勃 牛蒡子 薄荷 僵蚕
玄参 生甘草 升麻 柴胡 桔梗 陈皮。

青黛是从板蓝根中提取出来的，用板蓝根的一个代表方为普济消毒饮。服用青黛易腹泻、腹痛，可以加9g陈皮，能使青黛的副作用显著减少。西医使用靛玉红时，也可加陈皮拮抗其副作用。板蓝根配陈皮的思路便来自普济消毒饮。

(二) 慢性粒细胞白血病

归元饮 (吴门验方)

柴胡24g 黄芩9g 炙甘草9g 生姜9g 大枣9g 大青叶30g
蝉蜕30g 太子参50g。

主治：慢性粒细胞白血病。

急性粒细胞白血病用青黄散，慢性粒细胞白血病我们则常用归元饮。归元饮由小柴胡汤去半夏加30g大青叶、30g蝉蜕、50g太子参组成。因为没有恶心、呕吐，故去半夏，姜、枣能和营卫，白血病为卫分肿瘤，故保留。用蝉蜕是因它能诱生干扰素，西医常用干扰素来治疗慢性粒细胞白血病，用它等于在给患者打干扰素。用大青叶便是用靛玉红来治疗粒细胞白血病，且大青叶能清泻相火。粒细胞白血病患者由于白血病细胞多了，大量的血液灌注于阴茎，有的人阴茎就容易勃起，属于相火妄动。服用大青叶后，人是不想做爱的。如果大青叶不见效，可以再加砂仁、黄柏、甘草，再不见效，加泽泻泻相火。但这些药效果差，最直接的还是大青叶。可以用板蓝根，也可以用大青叶，一个是根，一个是叶，我临床喜欢用大青叶，对大青叶的把握度更高。

总结一下，"痞坚之下，必有伏阳"。有的伏阳是肿瘤相关的炎症；有的伏阳是这个炎症直接导致肿瘤；还有的伏阳就是这个病就表现为热证。肿瘤相关的炎症如乳腺癌，炎症直接导致的肿瘤，如 EB 病毒感染导致胃炎、胃癌，用柴胡达原饮。还有的病就表现一个热证，比如说，复方黄黛片，青黛去配雄黄；再比如说，归元饮，表现为热证。热在少阳，相火妄动，大青叶可以清相火。这就是少阳经和肿瘤的第二个关系。

第六节　见肝实脾

重订 701：问曰：上工治未病，何也？师曰：夫治未病者，见肝之病，知肝传脾，当先实脾，四季脾旺不受邪，即勿补之。中工不晓相传，见肝之病，不解实脾，惟治肝也。夫肝之病，补用酸，助用焦苦，益用甘味之药调之。酸入肝，焦苦入心，甘入脾。脾能伤肾，肾气微弱，则水不行；水不行，则心火气盛，则伤肺；肺被伤，则金气不行；金气不行，则肝气盛。故实脾，则肝自愈。此治肝补脾之要妙也。肝虚则用此法，实则不在用之。经曰：虚虚实实，补不足，损有余，是其义也。余藏准此。（《金匮要略·脏腑经络先后病》）

肿瘤中存在很多肝郁脾虚的现象。上面这段话用在肿瘤疾病上，指肿瘤有传变。虚则太阴，脾虚的人易传脾，需实脾；若为实证，实则阳明，则需要泻阳明，如礞石滚痰丸用黄芩配礞石即为泻阳明。肝虚则用此法，脾虚的人才能见肝实脾。若实证实脾，用了人参，肿瘤会长得更快。肿瘤的营养代谢高于正常的人体组织，实脾往往未能来得及增强患者的营养状况，肿瘤已迅速长大。而相反的，若虚证患者想通过饥饿来治疗肿瘤，往往人会比肿瘤死得更快。因为人这个有形的躯壳会将身上的能量源源不断地输送给肿瘤细胞。所以要深刻理解"肝虚则用此法，实则不在用之"这句话。

"见肝实脾"就是说虚证、气虚的人要"见肝实脾"，最具代表性的就是胃癌、肝癌、肺癌，这类患者都要健脾。胃癌、肺癌属于太阴病，木来克土。至于肝癌"见肝之病，知肝传脾"，肝癌也有虚证，它就要实脾，当然还有实证的，那是大黄䗪虫丸证。胰腺癌很少实脾，胰腺癌和胰腺炎都表现为大柴胡汤证，或者说甘露消毒丹证，因为它是一个实证，胰腺癌用补气的药长得快，所以胰腺癌使用补脾的办法少。

还有一种特殊类型的肺癌，空洞性肺癌，或者说是瘢痕癌，中医可以把它当成肺痨，当成结核治。这类患者既往可能有结核，在结核瘢痕基础上发生的癌。痨证的虚证补虚是没有用的，不要说这种肺癌补虚没用，就是这种肺结核，补虚也没用。风、痨、臌、膈四大证，结核就是个典型的虚证，为什么治不好？它是因实致虚，它是结核杆菌感染引起的，如果不清除结核杆菌，肺痨是治不好的，所以古人认为是不治之症。这种空洞性肺癌也是，也是因实致虚，所以疏肝健脾效果不佳。

治疗肝癌的柴胡鳖甲汤，见肝实脾，这是吴门的一个验方。从劳咳汤上大家要去理解因实致虚，包括大黄䗪虫丸。大黄䗪虫丸也治劳，干血劳，处方里哪些是养阴的药，哪些是补虚的药，劳咳汤里哪一个药是补虚的药？所以要真正去理解中医讲的虚、实，以及虚实的相互关系。

一、肝癌

我们曾反复讲过慢性肝病发展的过程（彩图 17）。偏实者，初起在表，为麻黄连翘赤小豆汤证；表证已去，表现为湿热黄疸，便秘需通腑者，为茵陈蒿汤证；若炎症不能持续缓解，发生肝坏死，为大柴胡汤证；坏死以后，发生肝硬化，为大黄䗪虫丸证。虚证者，初起表现为无黄疸性肝炎，为柴胡桂枝汤证；一段时间后，发生黄疸，为茵陈五苓散证；黄疸一退，形成慢性肝炎，为柴胡桂枝干姜汤证；最后发生肝硬化，甚至肝癌，为鳖甲煎丸证。所以大黄䗪虫丸、鳖甲煎丸都能治疗肝癌，一个是实证，一个是虚证，表现为虚证的需要见肝实脾。

柴胡鳖甲汤（吴门验方）

柴胡24g　黄芩9g　凌霄花9g　炙鳖甲30g　葶苈子30g　防己30g　白术30g　牛膝30g。

加减：腹胀加大腹皮30g，厚朴30g（减轻腹压），贫血加鸡血藤30g，白细胞减少加黄芪30g，凝血紊乱加茜草30g，血小板减少加地骨皮30g。

主治：肝癌、肝硬化及其他多种自身免疫病。

加味防己黄芪汤（吴门验方）

防己30g　白术30g　黄芪30～300g　甘草30g。

主治：风湿、肺癌、肝硬化及其他多种自身免疫病。

加减：肺：麻黄3～30g，水多加葶苈子30g。

　　　心：桂枝：3～30g。

　　　肾：细辛3g，膝关节加牛膝30～90g；腰加豨莶草30g。

若为肝癌，需要疏肝健脾时，可以用吴门的柴胡鳖甲汤。方中柴胡、黄芩保肝，治从少阳，为小柴胡汤的架子。凌霄花活血、鳖甲软坚、葶苈子关闭水通道蛋白，化痰活血软坚。防己、牛膝降低门脉压、白术升高白蛋白，健脾行水。此方从《金匮要略》的防己黄芪汤脱化而来。防己黄芪汤由防己、甘草、白术、黄芪4味药组成，合上小柴胡汤，就是柴胡鳖甲汤。

二、胃癌

滋生流气饮（又名：柴地六君汤）（吴门验方）

柴胡 9g　当归 30g　山药 9g　白扁豆 30g　白术 9g　熟地 9g　党参 15g　薏苡仁 30g　白芍 9g　茯苓 9g　甘草 6g　制半夏 15g　制南星 30g　半枝莲 30g　白花蛇舌草 30g。

主治慢性萎缩性胃炎、胃黏膜肠上皮化生、食管黏膜白斑，胃黏膜不典型增生、胃癌。

胃癌是个太阴病，需要补脾。但它有个特点，肝会乘脾，易木克土。所以治疗时需在补脾的基础上，可以加柴胡、芍药疏肝，即为见肝实脾，成柴地六君汤。

三、肺癌

（一）泽漆汤

治疗太阴病肺癌的一个常用方为泽漆汤。

重订 245：脉沉者，泽漆汤主之。（《金匮要略·肺痿肺痈咳嗽上气病》）

【此形质方，治肺癌。紫参，有云紫菀，有云石见穿者，验之临床，肺癌当与石见穿，下条治下利，与石见穿所治正合。】

泽漆汤

半夏（半升）　紫参（五两，一作紫菀）　泽漆（三斤，以东流水五斗煮取一斗五升）　生姜（五两）　白前（五两）　甘草　黄芩　人参　桂枝（各三两）。

上九味，咀，纳泽漆汁中，煮取五升，温服五合，至夜尽。[《吴述重订伤寒杂病论（上篇）》]

【生姜：止呕，阻塞性肺炎；肿瘤专药：泽漆、紫参、白前】

　　"脉沉者，泽漆汤主之。"指咳嗽患者，若右手的寸脉沉而有力，寸脉比尺脉还沉，还有力者，很可能是个肺癌。如果右寸沉弦，又沉又弦，往往还有胸腔积液。"弦应东方肝胆经，饮痰寒热疟缠身"，弦脉常代表有水饮。泽漆汤由六物黄芩汤加泽漆、白前、紫参3个抗癌药组成。

　　六物黄芩汤实际是由见肝传脾的柴桂姜汤化裁而来。黄芩汤兼肝脏本证者即为小柴胡汤，小柴胡汤去治外感的柴胡，去治恶心呕吐的半夏、生姜即为黄芩汤。而柴胡桂枝干姜汤去治外感的柴胡即为六物黄芩汤。柴胡桂枝干姜汤去柴胡后，除了桂枝、干姜、黄芩，还剩天花粉、牡蛎、甘草3味药，与六物黄芩汤除桂枝、干姜、黄芩外，剩大枣、人参、半夏三味药看似差别挺大，实则不大。

　　治疗肺癌的泽漆汤，由六物黄芩汤加泽漆、白前、紫参组成，白前对肺癌有一个明显的抗肿瘤作用，所以张仲景的方妙在选药很妙。因为泽漆用量大了之后，恶心、呕吐很明显，把干姜换成了生姜，去拮抗泽漆的副作用。泽漆汤和柴胡桂枝干姜汤有什么区别呢？第一，泽漆汤去柴胡，没有治少阳的外证。第二，柴胡桂枝干姜汤，因为没有呕，去人参、半夏，咳嗽用瓜蒌，胁下痞硬用大枣换牡蛎，就成了柴胡桂枝干姜汤。第三，泽漆汤是甘草泻心汤，去黄连加桂枝，因为泽漆汤里面有甘草、干姜。张仲景用甘草泻心汤的架构来治疗，是因为肺癌容易嘎，嘎属于是狐惑的一个症状。嘎，就是嗓子哑。大家要从不同角度去理解张仲景用药配伍的实质。

　　重订277：伤寒五六日，中风，往来寒热，胸胁苦满，嘿嘿不欲饮食，心烦喜呕，或胸中烦而不呕，或渴，或腹中痛，或胁下痞鞕，或心下悸，小便不利，或不渴，身有微热，或欬者，小柴胡汤主之。（太阳病篇·96）

　　小柴胡汤

　　柴胡半斤　黄芩三两　人参三两　半夏半升，洗　甘草炙　生姜各三两，切　大枣十二枚，擘。

上七味，以水一斗二升，煮取六升，去滓，再煎取三升。温服一升，日三服。

若胸中烦而不呕者，去半夏、人参，加瓜蒌实一枚；若渴，去半夏，加人参合前成四两半、瓜蒌根四两；若腹中痛者，去黄芩，加芍药三两；若胁下痞硬，去大枣，加牡蛎四两；若心下悸、小便不利者，去黄芩，加茯苓四两；若不渴，外有微热者，去人参，加桂枝三两，温覆微汗愈；若咳者，去人参、大枣、生姜，加五味子半升、干姜二两。

"若胸中烦而不呕者，去半夏、人参，加瓜蒌实一枚"，因为不呕，去半夏；凡是实证去人参，加瓜蒌实一枚。而六物黄芩汤证有恶心呕吐，所以有半夏、人参，半夏、人参配干姜即为半夏人参干姜丸，用于治疗脾阳虚证的呕吐。而柴胡桂枝干姜汤有渴而不呕、胸胁满微结之症，因为不呕，所以无半夏、人参。因为有胁下痞硬，所以去大枣，加牡蛎软坚散结。因为渴，所以去半夏，加天花粉生津保肝。

六物黄芩汤与柴胡桂枝干姜汤的本质都是见肝实脾，只不过两者的或然证表现不一样罢了。六物黄芩汤加泽漆、白前、紫参 3 个治肿瘤的药即为泽漆汤，六物黄芩汤又与甘草泻心汤关系密切，泽漆汤里还用了甘草，正好有甘草泻心汤的架子。泽漆汤为什么选择甘草泻心汤的架子呢？因为肺癌会出现声音沙哑，会"嘎"，为《金匮要略·百合狐惑阴阳毒病》篇讲的"蚀于上"，有些肺癌患者发病后，还会有一些相关的面部特征。

（二）劳咳汤

劳咳汤（吴门验方）

黄芩 9g　当归 6g　百部 9g　蜈蚣 3g　泽漆 30g　浙贝母 30g　蜜紫菀 9g　夏枯草 30g　猫爪草 30g。

主治：肺结核、肺癌空洞。血多加龙葵、仙鹤草、白茅根。

　　因实致虚的肿瘤患者不适用"见肝之病，知肝传脾，当先实脾"这句话，这种患者不能健脾。比如有一种肺癌会形成空洞，像肺痨（肺结核）那样形成劳证，表现为一个虚证，出现咳嗽、呼吸短，乏力，伴有空洞，一般都会咳血，症状上就像气阴两虚证。但它其实是因实致虚，需要像治肺痨那样去治，去攻而不是去补，虽然表现为气阴两虚，用益气养阴的办法效果往往不好，补虚解决不了问题。治疗这种肺癌的代表方为吴门的劳咳汤。这种因实致虚的病变，用劳咳汤以攻代补，常常能收到良效。

第七节　小结

　　本节先讲少阳的第一个问题，三焦液道和痰饮的关系。第一证为一加减小柴胡汤，治疗结胸，长在胸腔外的皮里膜外之痰——乳腺癌。因为不呕，所以去半夏，乳腺癌一般没有消化道症状。因为是实证，所以去人参，乳腺癌的虚证大部分在少阴，用阳和汤。因为有肿瘤，加瓜蒌实。此方对乳腺癌的实证有效，但效果不强。可以合上《医宗金鉴》蒌贝散，用瓜蒌配贝母，两药能使彼此化痰散结的作用大大增强，很好地体现了中医配伍的诀窍。贝母可用浙贝母，也可用土贝母，浙贝母侧重于疏肝，需要用到30g，土贝母侧重于散结，一般用15g。适用于乳劳初肿气实者，即乳腺癌初起表现为实证时，继续发展才会形成恶病质，最终成为劳证。当然乳腺癌初起也有虚证，一开始即为太少两感证。实证的用柴胡蒌贝汤，药用柴胡、黄芩、甘草、生姜、大枣、瓜蒌、土贝母、白芥子、青皮、川楝子、全蝎。生姜、大枣可用，可不用，根据病情来几片姜、枣，顾护一下脾胃也可以。有老中医说一气周流，百病不生，小柴胡汤主之，治疗乳腺癌，其实是不合理的。小柴胡汤治不了乳腺癌，即便经过加减，治疗乳腺癌的作用也很有限。因为肿瘤非常复杂，讲授知识时我们六经分开讲，但治病时患者不是六经分开的，需要兼顾六经。肿瘤有五脏相移的特点，它不是停留在一经一脏的简单病，而是生死病。它要摧毁机体，让人五脏崩溃，六经断绝，最终死亡。

另一方面，解决化疗毒性。化疗首先损害肝脏，多表现为湿热。少阳三焦为液道，《伤寒论》讲小柴胡汤时称"**上焦得通，津液得下，胃气因和**"，所以化疗后的胃气不和，都可以从少阳三焦去治。三焦不畅，津液不下，水液不能正常运行，就会变生痰、湿、饮，郁而化热，还会生成湿热。和胃用半夏、生姜，即小半夏汤。化疗后表现为腹胀、恶心、呕吐的都可以用小半夏汤，但常常没有效。为什么没有效？胃气因什么和？因津液得下，水液输布正常，不异常停留成为痰饮水湿，胃气才能和。而津液正常分布要和解少阳。上焦得通，津液得下，才能胃气因和。和解少阳，用茵陈、白豆蔻、藿香、黄芩，即小柴胡汤的意思，因为夹湿，把柴胡换成茵陈、白豆蔻、藿香，因为胃气不和，用了半夏、生姜。因为腹胀，加大腹皮、厚朴。所以甘露消毒丹的核心就 4 个药，即茵陈、白豆蔻、藿香、黄芩。我们吴门的甘露消毒丹，一共有 24 种加减法，第六种加减法，加 30g 大腹皮、30g 厚朴除胀，还有半夏、生姜治胃不和。处方思路亦来源于厚朴生姜半夏甘草人参汤，但没有用甘草、人参，因为现在是一个实证，急性期把补虚的人参、甘草变成了疏肝的茵陈、白豆蔻、藿香、黄芩，仅此而已。若气虚明显，可以在处方中加 30 ~ 50g 太子参，3g 生甘草，就完全把厚朴生姜半夏甘草人参汤合上了。六加甘露消毒丹用来治疗化疗引起的腹胀。

若为化疗引起的呕吐，伴有肝损伤，可以用小半夏加茯苓汤来治疗，即八加甘露消毒丹，用茵陈、白豆蔻、藿香、黄芩疏畅少阳三焦液道，呕吐用小半夏加茯苓汤和胃止呕，30g 连翘促进胃肠蠕动，止吐，兼能疏肝保肝，甘露消毒丹原方中也有连翘。连翘不仅教材上讲的能够治痈肿，解表，还能清热除湿，保肝止吐，用于湿热病，走肝经保肝，止吐，促进胃肠蠕动。这在《伤寒论》也有记载，比如麻黄连翘赤小豆汤治疗黄疸，即用连翘来保肝。

若为化疗引起口疮，甘露消毒丹加枇杷叶、芦根、竹茹、白茅根，为二十一加甘露消毒丹。化疗后出现口疮、腹胀，不欲饮食皆为化疗后的常见症状。

若为肝癌、肝硬化不欲饮食，伴有舌苔厚腻者，可以用十六加甘露消毒丹。为甘露消毒丹加苍术、防己、牛膝、大腹皮。这4种药皆为治疗肝癌、肝硬化的药，都能够利水除湿，苍术、防己、大腹皮不仅都能利水除湿，苍术还能保肝走肝经，防己为降低门脉静脉压的一个专药，大腹皮治肝腹水，腹胀大。而牛膝本身不利水，但它能降低门脉压，减轻腹水，从而间接利水。

若为胰腺癌不欲饮食，舌苔厚腻者，用十五加甘露消毒丹，即甘露消毒丹加薏苡仁、木香、龙葵、商陆，也是利水除湿的药，但选药都是特异性地奔着胰腺肿瘤去的。薏苡仁能特异性地治疗胰腺癌，缓解胰腺癌的疼痛；木香能够利胆利胰；龙葵亦是一个抗肿瘤药；商陆抗肿瘤，亦能利水软坚，因为胰腺癌是个质地很硬的肿瘤。

若胰腺癌舌苔厚腻不明显者，可以用十四加甘露消毒丹，在甘露消毒丹的基础上加滑石、麦芽、白矾、郁金，即合上了加味硝石矾石散，处方亦含白金丸、木金丸的组成。加味硝石矾石散治疗的胰腺癌属于女劳之病，所以我们治疗胰腺癌常常加一味枸杞子，也很有效。所以很多肿瘤背后有一些隐秘的原因，大家未必知道。比如肺癌，肺癌常常伴音哑，《金匮要略·百合狐惑阴阳毒病》篇讲"狐惑病，蚀于上部则声嗄"，声嗄就指音哑。治疗肺癌常用的泽漆汤本质上是六物黄芩汤，六物黄芩汤本质上又是半夏泻心汤或者说甘草泻心汤的变方，甘草泻心汤就用来治狐惑病。

另外下焦的肿瘤，常常会有湿热，如泌尿系统、生殖系统或结直肠肿瘤等。三焦为液道，这种湿热最好从少阳去治。代表方九味黄芩汤由清少阳的三物黄芩汤合上当归贝母苦参丸组成。服用此方的前提是胃纳要好，若纳差，服用苦参易败胃。处方为什么选这两方？

因为这些肿瘤是下半身烂了。比如说肛门癌，为蚀于肛的表现。《金匮要略·百合狐惑阴阳毒病》篇讲"蚀于下部则咽干，苦参汤洗之。"所以选择的当归贝母苦参丸和三物黄芩汤中都有苦参。九味黄芩汤还能治疗泌尿生殖系统的感染，包括性病。治疗性病，在九味黄芩汤的基础上，还可以加土贝母、牛膝、金银花或升麻、薏苡仁等。若是病毒感染，阴茎或阴道长一个个的疮，形成疳，加升麻、薏苡仁。若是淋球菌感染，流脓了，为淋病，加金银花。若是梅毒，加牛膝、土茯苓。这是治性病的经验，古代青楼里常用，《西江月》便讲到过"青楼十三方"。古代认为青楼里的女子容易发生泌尿生殖系统的感染，甚至进一步容易发生肿瘤。患者大多先有感染，后来发生肿瘤。所以这些病属于热证者，以三物黄芩汤、当归贝母苦参丸为处方的核心结构，其中都有苦参，因为张仲景讲苦参能治疗狐惑。

最后一个从少阳三焦液道去治的处方为瘀咳汤，治疗胸腔积液，胸腔粘连。只不过它没有用小柴胡汤，用了香附、旋覆花疏畅三焦，入络。

第四章　阳明肿瘤

阳明，一般是有四证：阳明经证、阳明腑证、阳明水气、阳明中寒。

第一节　阳明经证

一、放疗后口腔溃疡

首先我们讲第一个方，枇杷养胃饮。

枇杷养胃饮（吴门验方）

枇杷叶 12g　生麦芽 30g　生谷芽 30g　生甘草 3g　淡竹叶 30g
白茅根 30g　通草 30g　芦根 30g　竹茹 9g　茵陈 30g。

主治：各种口腔溃疡。

（1）心火加黄连 3g，热毒加蜈蚣 3g，多放疗可见。

（2）肝火加黄芩 9g，郁金 30g，多复发性口疮。

（3）湿重加薏苡仁 60g，藿香叶 6g，佩兰叶 6g，偏热加薄荷叶 3g。

（4）微寒加苏叶 9g。

煎服法：三沸即止，不可久煎。如烂不可进食者，代茶饮。

枇杷养胃饮治疗各种口腔溃疡，肿瘤患者放疗会导致口腔溃疡，药用枇杷叶、生谷芽、生麦芽、生甘草、淡竹叶、白茅根、通草、芦根、竹茹、茵陈。

我给大家讲一个病案。我在肿瘤医院的时候，有一位患者是头颈部肿瘤，放疗做了几次之后，张不开嘴，整个口腔都烂了，水都喝不下，全靠输液，最后就把我请过去看，当时我就开了枇杷养胃饮，枇杷养胃饮吃了几天，吃东西了，开始能喝水了，能吃流质了，慢慢地就好了，最后把放疗都做完了。然后再开了点中药给他治疗，这个人肿瘤控制得非常好。因为患者还在做化疗，不能说是中药治好的。

像这种放疗引起的口腔溃疡，直接就可以用枇杷养胃饮。当然，大家也可以去辨证论治，阳虚加上几克附子，来自于《金匮要略》的竹叶汤，就用淡竹叶加附子，也治口腔溃疡；舌尖红，加上几克黄连，就是导赤散的架构；舌根淡，加几克肉桂，就是交泰丸；如果还恶心，加几克半夏，打通中焦，心火下降，肾水上潮，那就是黄连汤。根据患者的情况加减都可以，但是核心就是这个方。吴门的特点就是直取其病，见效最直接，然后再随证加减。

二、口腔癌

重订338：产后中风，发热，面正赤，喘而头痛，竹叶汤主之。（《金匮要略·妇人产后病》）

竹叶汤

竹叶（一把） 葛根（三两） 防风 桔梗 桂枝 甘草 人参（各一两） 附子（一枚，炮） 大枣（十五枚） 生姜（五两）。

颈项强，用大附子一枚，破之如豆大，煎药扬去沫。呕者，加半夏半升洗。

《金匮要略》的竹叶汤，就用竹叶配附子，治疗口疮，包括复发性口疮等，这都是我们常用的方法。要把张仲景的思想彻底学明白。比如防风、桔梗，是他常用的升阳散火方法，不仅是竹叶汤，还有侯氏黑散，也是用防风、桔梗升阳散火，这是张仲景的套路。气虚的人，劳累以后长口疮，用人参；火不归元的长口疮，加上 3g 肉桂。张仲景那个年代，桂枝、肉桂是不分的；阳虚的加上附子。所以，只要抓住了疾病的根本病机，不管什么气虚、阳虚、火不归元，都可以用竹叶 30g。以前我和大家讲，各种口疮导赤散主之，这就是直取其病的思路。

如果是口腔癌呢？我们也是导赤散主之，只是说头颈部的肿瘤，要考虑到肿瘤的用药。肿瘤属于恶疮，要考虑到恶性肿瘤的特征，就要上解毒的药，比如蜈蚣等。我们治口腔癌的效果大部分人还可以，但是如果口腔都烂了、穿了、流脓了，一吃饭都往外喷了，那效果就不好了，治的太晚了。导赤散治疗口腔癌，改善症状，预防复发，一般早期、中期的患者稳定肿瘤，带瘤生存，效果都很好。

导赤散对治疗口疮、口腔癌大体上都有效，但是要把它用活了，用不活就不行。我用导赤散经常加 3g 肉桂，加几克附子，有的患者还加太子参，我不爱用人参，喜欢用三五十克的太子参，因为用人参容易上火，"气有余，就是火"，上火之后嘴巴就容易溃烂，炎症发展就更加厉害，而三五十克的太子参，补气不上火，就是竹叶汤的架构来加加减减。

三、幽门不全梗阻

阳明病和肿瘤比较有关系的就是大半夏汤。

重订 431：问曰：病人脉数，数为热，当消谷引食，而反吐者，何也？师曰：以发其汗，令阳气微，膈气虚，脉乃数，数为客热，不能消谷，胃中虚冷故也。脉弦者，虚也。胃气无余，朝食暮吐，变为胃反。寒在于上，医反下之，今脉反弦，故名曰虚。（《金匮要略·呕吐哕下利病》）

重订 432：趺阳脉浮而涩，浮则为虚，涩则伤脾。脾伤则不磨，朝食暮吐，暮食朝吐，宿谷不化，名曰胃反。脉紧而涩，其病难治。（《金匮要略·呕吐哕下利病》）

重订433：胃反呕吐者，大半夏汤主之。（《千金》云：治胃反不受食，食入即吐。《外台》云：治呕，心下痞硬者。）（《金匮要略·呕吐哕下利病》）

【此幽门梗阻，朝食暮吐，暮食朝吐。胃中停食者，大半夏汤；胃中停饮者，茯苓甘草汤。胃反，寒者大半夏汤，饮者茯苓泽泻汤。

重订415：胃反，吐而渴，欲饮水者，茯苓泽泻汤主之。大半夏汤为虚寒胃反，茯苓泽泻汤治痰饮胃反。

幽门梗阻，食物不得入肠，其一不能吸收，其二朝食暮吐，暮食朝吐。若食入即吐者，此食道梗阻。固形之食不得下行，法当流质饮食，而白蜜富含糖分，既补胃气，其黏腻之质，又助药物下行。】

大半夏汤

半夏（二升，洗完用）　人参（三两）　白蜜（一升）。

上三味，以水一斗二升，和蜜扬之二百四十遍，煮药取二升半，温服一升，余分再服。

脉紧，是因为幽门梗阻；涩，精血不足，因为患者不吃饭。这种胃窦癌导致的幽门梗阻，过去中医没什么办法。西医办法多，起码可以输液，要是让中医来治疗的话，患者会饿死的，因为他吃不下。张仲景的办法是用半夏、人参、白蜜，半夏能够止呕，用人参改善症状，用蜂蜜来补充糖分，同时蜂蜜又能润滑，只要没有完全堵死，一道缝食物就能下去，就可改善患者的营养。大半夏汤治疗胃窦癌的幽门梗阻是有效的，它主要作用是改善症状。患者胃窦癌导致幽门梗阻，吃不了东西，就算吃了也会出现朝食暮吐，暮食朝吐，中医又没有输液，就用半夏止呕，人参补气，蜂蜜养阴，只含糖分，还能润滑，只要胃窦有道缝它就能下去。

这个病重点在不要误诊。有一次我在门诊，一个本院职工的父亲就是胃窦癌引起的幽门梗阻，我就和他讲症状如何去鉴别。因为患者有反酸，大概在夜里 12 点左右，患者就会反酸，刺激食管难受，一般医生都会把它当成胃食管反流病去治疗。胃食管反流病和幽门梗阻区别在哪里？两个都可以有反流，都刺激食道，导致食管发炎。胃食管反流病的表现是胃越胀，反流越明显，一般是饭后反流，尤其是吃饱后一平躺就出现反流。因为胃的压力越高，就越容易反流。而幽门梗阻、不全梗阻导致的反流，是进食后 4~6 小时，也可能在进食后的 3~4 个小时，是下一餐吃饭之前反流，食物反流刺激食管，表现出一个胃食管反流病的症状。肿瘤引起的胃食管反流用宣清降浊汤、开宣通痹汤是没有效的，要把真正的胃食管反流病和幽门不全梗阻反流刺激食道区别开。医学，其实是很复杂的一件事情，黄元御一气周流，百病不生，大道至简，那是逆向的，没有足够的知识是谈不了大道至简的。

第二节　阳明腑证

下痰：瓜蒌　逍遥蒌贝散　蒌贝柴胡汤。

下瘀：下瘀血汤。

下毒：青黄散。

下寒：巴豆配乌头。

下热：五虎下西川。

因为有阳明腑实证，所以阳明病就涉及下法的问题，下法在肿瘤里面经常使用。下法治肿瘤，有下痰、下瘀、下毒、下寒和下热。

一、下热：五虎下西川

一个代表方就是《外科十三方考》里的五虎下西川，这个方很有名，五虎下西川治什么呢？治便毒。

便毒：此证在胯眼下有结核，初如弹子大，渐扩张大至鸡卵状，不甚痛。五虎下西川法主之。（《外科十三方考》）

蜈蚣　全蝎　僵蚕　蝉蜕　穿山甲　当归　赤芍　黄芩　黄连　甘草　栀子　大黄　芒硝　枳壳　二丑　连翘　金银花　防风　荆芥　白芷　生地　木通　猪苓。

五虎下西川，西川就是川西平原，就是成都平原。西川这个地方有自己的文化特色，它的文化和中原文化不太一样。比如五虎下西川，是中医的一个秘方，它也是一个武术流派，有套拳就叫五虎下西川。但是在这里讲的五虎下西川是中医验方，治疗胯下有结核，就是腹股沟长一个东西，"初如弹子大，渐扩大至鸡卵状，不甚痛"，就是不痛，按着还是有些痛，但是疼痛不明显。也就是腹股沟淋巴结肿大，也可能是发生于腹股沟的恶性淋巴瘤。腹股沟那里有动脉、静脉、淋巴结，是血液和淋巴液流通的重要通道。恶性淋巴瘤长于腹股沟我们叫作便毒，治疗便毒的主要代表方就是五虎下西川。这个方是四川人治疗肿瘤的拿手绝活，尤其治疗像恶性增生的淋巴瘤等。

五虎下西川治疗的症状描述的就是淋巴瘤的典型症状，方用蜈蚣、全蝎、僵蚕、蝉蜕、穿山甲；当归、赤芍、黄芩、黄连、甘草，黄芩汤；加栀子、大黄、芒硝、枳壳，承气汤；二丑，牵牛串；再加上连翘、金银花、防风、荆芥、白芷、猪苓，因为淋巴瘤属于太阳病，所以淋巴瘤从太阳去治，要疏风。淋巴瘤要从太阳病去治，我们讲太阳病讲过了。肿瘤长在腹股沟，要用大黄，代表方就是承气汤加牵牛串，再加上黄芩汤。黄芩汤是抑制免疫，抑制淋巴细胞的，然后就是动物药。动物药主要选用蜈蚣、全蝎、僵蚕、蝉蜕、穿山甲。什么叫五虎下西川呢？蜈蚣、全蝎、僵蚕、蝉蜕、穿山甲这就叫五虎。四川人用药用得重，蜈蚣一开10g，全蝎7~8g，僵蚕、蝉蜕、穿山甲、蛇什么都用，处方毒性很大。假如真要用到这些药治肿瘤，如果患者是胃癌，不要用蛇，用了蛇容易促进肿瘤的生长，所以不要经常用蛇。

牛郎串、承气汤、黄芩汤、五虎下西川，加上太阳病的方。所以肿瘤的方大，一共有多少个药？23个药。有时候你看我的方小，有七八味药；有时候你看我的方大，有二三十味药，肿瘤复杂，药味虽多，但是详细讲每个药我都能够讲出道理来，而不是在拼凑。

五虎下西川比较像仙方活命饮，但是和仙方活命饮又不一样。仙方活命饮治疗痈，能够抑制白细胞，白细胞吞噬细菌，化脓以后，局部就成了一个痈。这个方和仙方活命饮又有什么区别呢？确实高明，但从我的角度上来看就很简单了。比如全蝎、蜈蚣、僵蚕、蝉蜕、穿山甲抑制免疫，加上黄芩、赤芍、甘草是黄芩汤，当归也是抑制免疫，而金银花、连翘、防风、荆芥都是抑制白细胞的，我看这个处方不是很复杂，可以治疗恶性淋巴瘤，也可以治疗表现为便秘型的结直肠癌。

二、下寒：巴豆配乌头

阳明病离不了下法，癌性的热可以用下法去下，癌症的寒毒也可以用下法去下。

治疗癌症的寒毒有两个方法。一个方法走表，用阳和汤，叫作开鬼门，治疗癌症的寒毒。患者的寒毒还在体表，肿瘤还很表浅，所以从太阳去治，就是因为肿瘤表浅，就用金银花、连翘、防风、荆芥、白芷，便毒长在胯眼下，长在腹股沟，也是长在皮下，接近于体表。像乳腺癌，长在皮下，胸腔外。所以我们就会考虑用开鬼门的办法，这是第一个。

第二，癌毒还可以下，用巴豆、附子、乌头这些去下。这个最有代表性的就是孙秉严先生，孙秉严是天津市肿瘤医院的一个医生，他原来在红桥卫生院工作，红桥卫生院是一个很小的卫生院，但是他治疗肿瘤很有名，就调到了天津肿瘤医院。最后来到了北京，最后去了南洋。后来卫生局还专门组织人调查过他治疗肿瘤的情况，有60多个肿瘤患者是他用药中药治好的。他有一套治疗的方法，他那套治疗方法我也学过，有优点，也有缺点。他就是用下毒、散寒这些药物，相对比较单一的方法去处理各种肿瘤，有的确实有效，但是还有很多人没有效，当然在那个年代用中药治愈肿瘤60例，已经是不得了了。我也学过他的方法，但是并没有完全照他的方法去走。而且他用的方药毒性大，过去来说，只要能活命就行，其他的也没关系，而现在西医的治愈率都百分之六七十了，现在西医的技术也提高了，不仅是活命就行了。

下痰、下瘀、下毒，下寒和下热，下热就不和大家去讲了，五虎下西川里面就有下热的，如黄芩汤和承气汤，还有五虎下西川的下毒，就是用巴豆配大黄、配乌头，七星丸也是用巴豆来配乌头。

三、下毒：青黄散

青黄散（《赤水玄珠》）：青黛、雄黄。

复方黄黛片（黄世林教授方）：青黛、雄黄、丹参、太子参。

APL：完全缓解率：96.7%～98.0%；5年无病生存率：86.88%[7-9]

下毒法讲青黄散。第一，青黄散，这个方要注意雄黄的用药问题，雄黄不能见火，见火为砒霜。第二，用雄黄不能便秘，因为雄黄吃进去是不能完全被吸收的，随大便就可以排出去一部分，如果患者便秘，雄黄就会被充分吸收，容易使雄黄或砒霜的毒性成分停留肠道，所以用雄黄或者砒霜，要加通便药，让它不能充分吸收，以免蓄积中毒。所以七星丸加巴豆泻下，青黄散用青黛泻下，青黛泻下的作用比大青叶、板蓝根强，吃多了就腹泻，正好和雄黄一配，综合一下，这叫下毒法。

四、下积滞：牛郎串

牛郎串（通仙丹）（《串雅内编》）

治邪热上攻，痰涎壅滞，翻胃吐食，十膈五噎，酒积、虫积、血积、气积诸般痞积，疮热肿痛；或大小便不利，妇人女子面色萎黄，鬼胎癥瘕，误吞铜铁银物，皆治之。五更冷茶送下三钱，天明可看所下之物，此药有疾去疾，有虫去虫，不伤元气脏腑。小儿减半，孕妇忌服。

白牵牛头末四两五钱（炒半生），白槟榔一两，茵陈五钱，蓬术五钱（醋煮），三棱五钱（醋炙）。

上药为末，醋糊为丸，如绿豆大。根据前数服行后，随以温粥补之，忌食他物。

再比如说铃医的牛郎串，也是肿瘤科常用的一个方。"治邪热上攻，痰涎壅滞，翻胃吐食，十膈五噎，酒积、虫积、血积、气积，诸般痞积，疮热肿痛，或大小便不利，妇人女子面色萎黄，鬼胎癥瘕"，鬼胎，就是说女性不来月经了，肚子里面怀了个胎，最后剖开肚子一看是个"鬼"，按现代医学来说，那个东西其实就是卵巢癌、畸胎瘤。现在来说，哪里有鬼，古人因为当时的条件限制，就把它归为鬼胎。

"五更冷茶送下三钱，天明可看所下之物"，就是说建议在五更的时候，一次性地服这个药三钱，三钱即是10g，用冷茶送服，到天亮再看看大便里会排出什么东西来。"此药有疾去疾，有虫去虫，不伤元气脏腑。小儿减半，孕妇忌服"。此药说的是牵牛子、槟榔、茵陈、莪术、三棱这几味药。莪术、三棱是一个药对，牵牛子、槟榔叫牛郎串，茵陈从少阳经去治。牛郎串又叫通仙丸。

为什么叫通仙丸呢？古代认为老子是仙人，老子的坐骑就是牛，老子骑青牛出关，在春秋战国时期的贵族才能骑牛，那是贵族的象征，一个是骑牛，一个是配剑。贵族宁愿饿死都不卖剑，要是把身上的剑卖了，就不再是贵族了。这就是春秋战国时候的思想，反映了那个时代所谓的周礼。古人认为这个药可以通仙，所以在古代叫作通仙丸，又叫牛郎串，就是牵牛子、槟榔加三棱、莪术配茵陈，用槟榔去配牵牛，郎就是男人的意思，所以叫牛郎。牛郎串，串是指串法，铃医的截、顶、串，串法是治疗肿瘤的一种办法，也就是吴门讲的阳明攻下，用牛郎串的患者最好有便秘，这是第一。第二，牵牛子可以用到30g，一般情况下，一剂药就可以用 30～50g，当然它的量有点大，首先是患者要有便秘，要有经验才能用，第二是患者要体质偏实，体质偏实吃了没问题。

通仙丸第一个治噎膈。第二个治幽门梗阻，翻胃吐食，就是朝食暮吐，暮食朝吐。通仙丸治的幽门梗阻和大半夏汤不一样，大半夏汤是改善症状的，而通仙丸是治疗肿瘤的，也治大、小便不利，结直肠癌。服药方法很讲究，"五更冷茶送下"，然后到天亮的时候去看能不能够排出一些不像大便的东西，这就是牛郎串，铃医的方法，我也常用。

五、下瘀：下瘀血汤

重订408：师曰：产妇腹痛，法当以枳实芍药散，假令不愈者，此为腹中有干血着脐下，宜下瘀血汤主之；亦主经水不利。（《金匮要略·妇人产后病》）

下瘀血汤

大黄二两　桃仁二十枚　䗪虫二十枚（熬，去足）。

上三味，末之，炼蜜和为四九，以酒一升，煎一九，取八合，顿服之，新血下如豚肝。

下瘀血汤用大黄、桃仁、䗪虫，主要用来治疗子宫癌或者膀胱癌，用药之后这些肿瘤有可能从尿道或者子宫里面排出肿瘤坏死组织。肺癌如果药用得很强的时候，有可能咳出坏死组织或者一块烂肉；肠癌也有，这是坏死组织被排出来，不是肿瘤，这种人的治疗效果好。下瘀血汤是下瘀血，而牛郎串是下积滞，下痰。

六、下痰

（一）下湿痰：瓜蒌、瓜蒂

重订171：小结胸病，正在心下，按之则痛，脉浮滑者，小陷胸汤主之。（138）

【贲门正在心下，此条按之则痛，可见于西医贲门炎，此属胃食管反流病，多外感后加重。

《温病条辨》加枳实，以胃实而肠虚，肠实而胃虚，枳实通肠则胃虚，不使反流。小陷胸证，多大便黏稠难以水冲，恶臭。服小陷汤，甚者大便下如涕痰，至大便实，黏液去，恶臭尽，病始愈。】

小陷胸汤

黄连（一两） 半夏（洗，半升） 瓜蒌实（大者一枚）。

上三味，以水六升，先煮瓜蒌，取三升，去滓，纳诸药，煮取二升，去滓，分温三服。

【黄连，炎症；半夏，排空；瓜蒌：反流似痰】先煮瓜蒌。

下痰的代表方有几个，第一个是小陷胸汤，到了《温病条辨》就把它发展为小陷胸加枳实汤，增强了下痰的作用。脉浮滑，浮指的是在上焦，上焦出于上口，胃上口是贲门，就是膈肌。膈肌以上部位的痰，简单来说可以用瓜蒌去下，瓜蒌配贝母，这是治疗肿瘤的配伍。膈肌以上的病可以表现为浮脉，上焦出于胃上口，就是贲门，贲门以上的病在上焦，患者常常是浮脉。滑是有痰，这种患者大便特别黏，黏在马桶上，冲也冲不干净，而且大便特别臭，闻着都熏人。这种患者大便时间长，次数多，一天解三次、五次，还解不干净。当然，所说的这些症状都太典型了，实际上很多人没这么典型。有的人是一天一次大便，两次大便，大便稀，大便解不干净，大便黏马桶，大便臭。有时候他吃一点上火的东西大便又干，但是大便都是黏马桶、臭。也有时候又不那么臭，比如他连续几天大便规律的时候，也不那么臭。如果找临床上最典型的症状去治，有好多时候遇不着，医生可以根据这些症状去选择使用。

下痰用瓜蒌，瓜蒌下痰可以用 10～50g，有的人对药量比较敏感，用一二十克就排出来了，有的人要三四十克，这个剂量因人而异。那排出来像鼻涕一样的东西中医认为是痰，服药到最后大便就干了，他的痰就都下没了，这些常见于乳腺癌、淋巴瘤，或者腮腺癌。上焦的这些肿瘤用瓜蒌去下痰，它的特点就是常常表现为湿性黏滞，大便黏滞。其次湿性重浊，大便臭。湿性缠绵，这种人病程长，易反复。湿性趋下，易袭阴位，这种便秘就是一个痰秘，有湿、有痰，痰湿重。

重订397：病人手足厥冷，脉乍紧者，邪结在胸中，心下满而烦，饥不能食者，病在胸中，当须吐之，宜瓜蒂散。（厥阴病篇·355）

重订194：病如桂枝证，头不痛，项不强，寸脉微浮，胸中痞硬，气上冲喉咽，不得息者，此为胸有寒也。当吐之，宜瓜蒂散。（166）

重订398：宿食在上脘，当吐之，宜瓜蒂散。（《金匮要略·腹满寒疝宿食病》）

重订399：脉紧如转索无常者，有宿食也。（《金匮要略·腹满寒疝宿食病》）

重订400：脉紧，头痛风寒，腹中有宿食不化也。（一云：寸口脉紧。）（《金匮要略·腹满寒疝宿食病》）

【宿食之脉：①寸口脉浮而大，尺中微而涩。②脉数而滑者。③脉紧者。】

重订401：瓜蒂汤：治诸黄。（方见痉湿暍病中）（《金匮要略·黄疸病》）

【后世以瓜蒂退黄疸】

瓜蒌不仅是下痰，还下食积，既可以用瓜蒌，又可以用瓜蒂，中医治疗肿瘤是很复杂的，有的人也用瓜蒂。实际上这些药都是属于葫芦科属的植物，瓜蒌、瓜蒂、瓜蒌根都含葫芦素，它的核心就是葫芦素，葫芦素对乳腺癌、淋巴瘤等多种肿瘤都有效。瓜蒌是最常用的，瓜蒂用得不太多了，还有天花粉或者苦瓜，都含有葫芦素，都可以用来治肿瘤。其中瓜蒌根有养阴利水的作用，而瓜蒌的主要效果就是下痰，针对痰秘。

（二）下痰饮：大陷胸丸、大陷胸汤

重订160：结胸者，项亦强，如柔痉状，下之则和，宜大陷胸丸。（131）

【胸膜炎初起多有表证。曾见外感数日转为肺炎，再数日继发胸膜炎胸水者。项亦强，如柔痉状，牵扯痛。区别桂枝加葛根汤，太阳类证】

大陷胸丸

大黄（半斤）　葶苈子（熬，半升）　芒硝（半升）　杏仁（去皮尖，熬黑，半升）

上四味，捣筛二味，纳杏仁、芒硝，合研如脂，和散。取如弹丸一枚，别捣甘遂末一钱匕、白蜜二合、水二升，煮取一升，温顿服之，一宿乃下；如不下，更服，取下为效。禁如药法。[《吴述重订伤寒杂病论（上篇）》]

【大黄、芒硝：肠道；葶苈子、甘遂：水路】

还有一个方就是用大陷胸丸治疗胃癌，基本上我不用大陷胸丸。《伤寒论》说："结胸者，项亦强，如柔痉状，下之则和，宜大陷胸丸。"项强如柔痉状，这个症状最常见于大结胸证，这里描述的是胸水，是癌性的胸水，我们讲过治疗胸水的这些方法，我一般不会用大陷胸汤，因为用了以后患者的胸水再长就麻烦了。大陷胸汤伤正气，不管治胸水还是治腹水，都有这个问题，大黄、芒硝、甘遂吃了以后，常常导致腹泻，水就下去了。但是，不是说水一下去癌症就好了的。如果第二次再长水，再用大陷胸汤，效果就不如第一次；第三次再长水，效果就不如第二次，到了这个时候，就难控制了，因为患者的体质也越来越差。刚开始用觉得好像还可以，患者不觉得有多乏，第二次就不太好，患者就不舒服了，第三次患者看起来情况不太好。所以对肿瘤引起的胸水，我一般不大喜欢用它，就是因为它伤人的正气。

　　重订161：太阳病，脉浮而动数，浮则为风，数则为热，动则为痛，数则为虚。头痛发热，微盗汗出，而反恶寒者，表未解也。医反下之，动数变迟，膈内拒痛，胃中空虚，客气动膈，短气躁烦，心中懊憹，阳气内陷，心下因鞕，则为结胸，大陷胸汤主之。若不结胸，但头汗出，余处无汗，剂颈而还，小便不利，身必发黄。（134）

　　【心下因鞕，恐为胃及左肝肿瘤，累及胸膜则为结胸，累及肝则发黄。】

　　大陷胸汤

　　大黄（去皮，六两）　芒硝（一升）　甘遂（一钱匕）。

　　上三味，以水六升，先煮大黄，取二升，去滓；纳芒硝，煮一两沸；纳甘遂末，温服一升。得快利，止后服。[《吴述重订伤寒杂病论（上篇）》]

　　大陷胸汤还可治疗另外一证，六部不滑，一部独滑。一部独滑的脉叫作动脉。比如说右关独滑，那是胃癌的脉。如果患者出现右关独滑就说明这个人可能有胃癌，还可伴有头痛。剑突下摸着硬了，那是肝，肿瘤累及肝左叶。此条说的是胃癌的患者感冒了，应该发表，但是医生用了下法，因为有肿瘤，胃癌的患者用了下法以后，就容易伤正气，肿瘤就长得快，肿瘤长得快就会导致心下硬，心下硬就是侵犯到了肝左叶。就会表现为湿热熏蒸，湿热熏蒸，小便不利，热不得越，张仲景说"身必发黄"，身必发黄是肿瘤累及肝脏，造成的回流障碍。

这一条详细的解释就是，"太阳病，脉浮而动数"，浮有外邪，一个胃癌的患者，感冒了，头痛、发热，而反恶寒者表未解也，他有外邪，有感冒。动，动则为痛，他有胃癌，右手的关脉独滑；他有胃癌，有疼痛。数则为弱，这种人由于胃癌的疼痛，胃癌在进展，进展期肿瘤脉表现为一个数脉，跳得急躁，这个时候又有头痛、发热，而反恶寒，这种情况应该从太阳去治，医生看到他是个胃癌，摸着胃里面硬邦邦的，觉得要用下法。但是这种情况患者不能下，一下动数就会变迟，脉就变成一个迟脉，就会导致膈内拒痛，疼痛。"胃中空虚，客气动膈，短气躁烦，心中懊恼，阳气内陷，心下因硬"，心下就是肝左叶，累及胸膜就是结胸，就可以有胸水。刺激胸腔，也可以有胸水，大陷胸汤主之。"若不结胸，但头汗出，余处无汗，剂颈而还"，湿热熏蒸；"小便不利"，热不得越，张仲景就叫"身必发黄"，因为累及肝脏，出现黄疸，代表方就是大陷胸汤，但是这个方我不太用。

重订162：伤寒六七日，结胸热实，脉沉而紧，心下痛，按之石鞕者，大陷胸汤主之。（135）

【按之石硬者，此胃癌、肝癌，以恶性肿瘤硬度为正常组织的5～30倍，故按之石硬】

重订163：伤寒十余日，热结在里，复往来寒热者，与大柴胡汤。但结胸，无大热者，此为水结在胸胁也。但头微汗出者，大陷胸汤主之。（136）

【与大柴胡汤鉴别。大柴胡汤往来寒热，结胸无大热，但头微汗出。其病机为水结在胸胁，即西医胸水也】

重订164：太阳病，重发汗而复下之，不大便五六日，舌上燥而渴，日晡所小有潮热，从心下至少腹鞕满而痛不可近者，大陷胸汤主之。

（137）

【日晡潮热，此转阳明，为可下之征。从心下至少腹鞕满而痛不可近者，此腹膜炎。可见大陷胸汤不独胸腹炎，腹膜炎也可用之】

［《吴述重订伤寒杂病论（上篇）》］

"伤寒六七日，结胸热实，脉沉而紧"，脉沉主里，弦而有力为之紧，如转绳索，紧代表患者有疼痛，而疼痛就会出现紧脉，出现弦紧的脉，弦而有力的脉，就像转绳一样。就是说当你摸着一个脉沉弦有力，说明这种人心下痛，按之石硬，说明是个肿瘤；按之石硬，又在心下，那就是肝癌或胃癌。恶性肿瘤硬度为正常组织的5～30倍，所以按之石硬，也就是说用大陷胸汤是可以治疗胃癌的。大陷胸汤由大黄、芒硝、甘遂组成，特点是用了甘遂。

当然，大陷胸汤不仅治胃癌，还治疗胸水。"但头微汗出者"，属于是太阳类证，大陷胸汤主之，这是胸水。当然也治腹膜炎，"太阳病，重发汗而，重发汗而复下之，不大便五六日，舌上燥而渴，日晡所小有潮热，从心下至少腹硬满而痛不可近者。"急性腹膜炎、胃穿孔用的就是大陷胸汤。胃穿孔用大陷胸汤也有问题，口服药物会引起急性腹膜炎。但可以先用针刺，针刺水道、中脘，针刺水道腹水会减轻，针刺中脘使溃疡口闭合，再口服大陷胸汤，这是南开医院老一辈专家们做的研究。

总的来讲，和肿瘤学有关系的就是"心下痛，按之石鞭"，就是贲门和胃底的癌，已累及肝左叶，可以用大陷胸汤去下。但是如果是胃窦的癌，朝食暮吐，暮食朝吐，翻胃呕吐，可以用大半夏汤和牛郎串。大半夏汤是对症的方，相当于西医的支持治疗法。太阳类证里面讲的有些内容其实讲的就是肿瘤。

（三）下水饮：十枣汤

重订165：太阳中风，下利呕逆，表解者，乃可攻之。其人漐

漐汗出，发作有时，头痛，心下痞鞕满，引胁下痛，干呕短气，汗出不恶寒者，此表解里未和也，十枣汤主之。（152）

【胸腔积液】

十枣汤

芫花（熬）　甘遂　大戟。

上三味，等分，各别捣为散，以水一升半，先煮大枣肥者十枚，取八合，去滓，纳药末。强人服一钱，羸人服半钱，温服之。平旦服。若下少，病不除者，明日更服，加半钱，得快下利后，糜粥自养。

【中风类证，区别夹饮中风五苓散。】［《吴述重订伤寒杂病论（上篇）》］

这条讲的也是太阳类证，太阳类证有一些太阳病的表现，大家可以去听一路健康 App 上的"中医外感热病学概论"，就讲太阳病，讲了为什么是太阳类证，太阳类证怎么和太阳病混淆，讲得非常清晰。

肺癌还可以引起胸水，十枣汤治疗胸水有效，可以内服，也可以外用或者局部贴。基本上我也不用，因为这个处方伤人正气，除非胸水长得很快。癌性胸水消了之后还能再长，但是不能够伤人正气。大量胸水会引起纵隔的摆动，还会影响心肺功能。张仲景去攻是因为古代没有办法，现在很简单的胸腔穿刺把胸水引流出来就可以了。胸水少了之后，中药控制胸水见效也很快，也不伤正气。在胸水引流后，胸腔内还可以灌注化疗药物，西医能给的药也很多，它也能控制肿瘤。胸腔穿刺置管引流既是放水对症治疗的一个手段，也是治疗的一个渠道。因为现今的手段很多了，不是说急需要中药快速控制的胸水，基本上我不用十枣汤。

大戟局部外敷对肺癌有效。大戟毒性较强，实际上真正抗肿瘤时可以选用大戟苗，就是泽漆，它的毒性很小，用来治疗肺癌就比较安全。用大戟容易引起腹泻，而泽漆则容易引起呕吐，泽漆汤比较温和，所以十枣汤我基本不用。大戟以前还用过，因为它外用对肺癌有效，配上其他药用醋局部调敷，现在医院也没有，颗粒剂也不生产，没有药，所以就更加少用，这些都是下瘀的方法。

（四）下顽痰：礞石滚痰丸

礞石滚痰丸（王隐君方，录《丹溪心法附余》）

大黄八两　黄芩八两　沉香半两　青礞石（消煅）一两。

主治：脑肿瘤。

下痰的代表方礞石滚痰丸，可以治疗颅内的肿瘤伴有便秘的，用礞石滚痰丸祛痰。

（五）下痰浊：安肾饮

安肾饮（吴门验方）

苏叶9g　黄连6g　半夏9g　茯苓9g　生姜6g　甘草3g　枳实6g　芦根30g　竹茹15g　土茯苓30g　白茅根30g。

主治：肾功能不全，肾损伤，降尿素氮、肌酐，化疗肾损伤见效最快。

加减：便秘加大黄。

痰湿证还有一种情况，化疗导致的急性肾功能损伤，安肾饮见效很迅速，推荐大家使用这个方，这也是吴门的拿手绝活。安肾饮用来治疗化疗引起的急性肾损伤，也就是化疗导致的肾功能不全、肾功能衰竭，这个方能降低尿素氮、肌酐，核心是温胆汤，在温胆汤的基础上加苏叶、芦根、土茯苓，便秘的人可以加大黄，还有30g白茅根，白茅根可以用也可以不用，用了效果更好，不用这方也有效。这个方就专门治疗化疗引起的急性肾损伤，只要大便不通，大黄就加上去。

以前河北省有一位肿瘤科的科主任，他们科的护士长是肺癌，一个周期化疗药打下去肾功能衰竭了，然后就给护士长开了安肾饮，吃药后很快肾功能就好了，接着做了 5 个周期化疗，一共做了 6 个周期化疗，肾功能都没事。一般来说化疗一个周期出现肾功能衰竭，后面的化疗都不能再做了，但是那个年代的肺癌，不像现在手段那么多，好像她是靶向药没配上还是怎么回事，她不做化疗，手术也做不了，没办法了，那就只能回家等死。患者是西医，用了安肾饮，肾功能好了之后，问我还能不能做化疗，我不敢说能不能做化疗，因为她在第一周化疗后肾功能就衰竭了，我也没遇见过这种急性肾功能衰竭，在平常这种情况下，我们都让患者不做化疗了。但她说不做还有什么办法吗？不做那不等死吗？那等死也不是个办法，所以她做了第二个周期的化疗，结果肾功能没事，最后把这 6 个周期也做完了。所以像这些手段，其实很重要，你别看这个方治不了肿瘤，但是能够帮助西医解决很多问题。

第三节　小结

现在把阳明病总结一下。阳明病，首先讲到枇杷养胃饮，治疗口疮，多见于放疗，化疗也可以引起。用枇杷养胃饮的时候，可以用一味吴茱萸，如果打粉很麻烦就用颗粒剂，外敷涌泉穴，涌泉穴在脚底第二、三足趾趾缝与足跟连线 1/3 和 2/3 的交界处，见效很快，用于放疗、化疗引起的口疮都有效。处方为什么这么配，这个可以去听"吴门验方"这门课，说得很详细。

治疗口腔癌的代表方就是竹叶汤，这个方要根据口腔癌的气血阴阳的证型来加减。这个病不是一般的口疮，属于中医的恶疮，需要解毒，代表药就是蜈蚣，对口腔癌的解毒效果非常好。

然后就是大半夏汤，治疗幽门梗阻。不是所有的幽门梗阻用大半夏汤效果都好，它是个对症的方，治不了病，但是可以改善症状。

张仲景讲栀子豉汤，胃食管反流病讲"胃中空虚，客气动膈"，大半夏汤证胃中就不空虚，因为幽门上长了肿瘤。肿瘤导致的幽门不全梗阻，也可以引起类似于栀子豉汤证的症状。大半夏汤证是胃癌侵犯幽门，而栀子豉汤证是食物反流刺激食管发炎，两者反流的时间也不一样。我们要从各个角度上去理解《伤寒论》的条文，才能够真正地把经方吃透，才能够真正理解张仲景。

然后就给大家讲下法在肿瘤中的应用。下寒，用巴豆去配乌头，我以前用过孙秉严老师的方法，有效，但效果不是特别好，那个年代效果是相当不错了，但这个年代个人觉得还是不行。所以他用下寒的办法我不常用。

下热，五虎下西川。下痰，小陷胸汤，其实就是用瓜蒌，肿瘤患者经常合并痰秘，比如说逍遥蒌贝散、蒌贝柴胡汤，瓜蒌配贝母增效，用足够量的瓜蒌治疗痰秘，再配上贝母增效，效果就好了。

然后就下瘀，代表方就是下瘀血汤，治疗子宫的、泌尿道的肿瘤，用药后，有的患者都能够排出肿瘤组织来。下毒，用青黄散、配雄黄和砒霜等，但是服这些药，患者不能够便秘，便秘容易蓄积中毒。还有下痰湿，除了瓜蒌，还有牛郎串，牛郎串主要作用在消化系统，治疗的是胃窦癌、食管癌、结直肠这些肿瘤。

最后还有下饮，就是治疗胸水，这个办法我基本不用，因为现在胸水处理办法也很多，不需要用这么极端的办法去处理。胃癌也可以考虑用大陷胸汤。外敷就用大黄、芒硝、甘遂，加上其他治疗肿瘤的药，敷在摸到的肿瘤组织上，外敷作用缓，但是它不会像内服一样，对人造成那么大的影响。甘遂、大戟一般不好买到，但是对肺癌，对恶性胸水有效。泽漆是大戟的苗，主要的副作用是恶心，但是毒性小，安全，剂量也不大，泽漆汤就可以治疗肺癌。

除了瓜蒌的下痰，另一个办法，就是用礞石下顽痰，礞石配大黄，可以下顽痰；黄芩、沉香走少阳、厥阴经，治疗脑肿瘤。脑肿瘤患者精血上承，这种患者的眼睛炯炯有神，目光不内敛。如果合并便秘用大黄泻下，这就是滚痰丸。最后讲了化疗的急性肾功衰竭治疗可用安肾饮，就是温胆汤的加减，这是阳明病。

第五章　太阴肿瘤

第一节　概述

太阴和肿瘤的关系：太阴本病，太阴内证，外证（脾主肌肉），都可以发生肿瘤。内证发生肿瘤有食管的肿瘤、胃的肿瘤、肠的肿瘤、黏膜肿瘤，还有肺的肿瘤。肺也属于太阴内证。太阴病有消化道、呼吸道和黏膜的肿瘤，比如膀胱移行上皮也是黏膜，虽然是膀胱癌，但它是个太阴病。膀胱贮藏尿液，膀胱肿瘤一般是太阴夹饮，可以考虑用五苓散。

除了太阴自己系统的病，它和肿瘤有几个关系：

第一，脾为生痰之源，痰瘀互结产生肿瘤，健脾可以减少生痰。

第二，卫气，免疫，卫出中焦，卫气的根本，卫属气，脾主气。卫气与上焦有关系，与中焦有关系，与下焦有关系，但它的根本是中焦，与太阴关系最密切。

第三，太阴主消化吸收，因为肿瘤要摄取人的营养，脾主运化水谷精微，上通心肺，以奉生生。以奉生生就是滋养形体，但是将营养去滋养肿瘤了。肿瘤影响消化吸收功能，而且分泌肿瘤化生因子，让患者恶心不想吃东西，吸收减少了，还把患者身体现有的糖脂蛋白给代谢了，供肿瘤生长，所以说恶性肿瘤也和太阴有关系。太阴在肿瘤上，一个是生痰之源；一个是参与卫气免疫，就是肿瘤免疫；一个是参与消化吸收功能，这些都和肿瘤有关系。

重订 476：太阴之为病，腹满而吐，食不下，自利益甚，时腹自痛。若下之，必胸下结鞕。（273）

从太阴病脉证提纲来说，腹满而吐、食不下是消化不良；自利益甚就是便溏，稀便，吸收不良；时腹自痛是指十二指肠球炎，十二指肠球部溃疡；若下之，必胸下结硬，忌下，因为大黄先促进胃肠道的蠕动，随后抑制胃肠道的蠕动，吃了大黄，越吃大便越困难。大黄诱发习惯性便秘，尤其是脾虚的人，吃了大黄容易便秘，先腹泻，泻了以后就泻不出来了。

总的来说，从肿瘤科的角度来讲，第一，腹满而吐食不下，消化不良。第二，自利益甚，吸收不良。这是太阴病的基本的情况。

大家看彩图 18，以其为例讲解太阴体质的望诊特点，这类人的头很圆，脸是圆脸，圆脸属土，容易脾虚。头部比较小，小于肩宽的 1/2，这类人消化功能不好，容易得胃癌。《中医诊断学》讲的内容不错，通过望诊判断体质，但是内容还是不够。要想当一个很好的大夫，能治肿瘤这类生死病，这些内容是不够的，因为影响人的因素很多。我们一个病一个病地讲。

第二节　分论

一、脑肿瘤

涤痰汤（《奇效良方》）

南星（姜制）、半夏（汤洗七次）各二钱半，石菖蒲、人参各一钱，枳实（麸炒）二钱，茯苓（去皮）二钱，橘红一钱半，竹茹七分，甘草半钱。

水二钟，加生姜五片，煎至一钟，食后服。

【脑肿瘤：加郁金、木香、白矾】

涤痰汤治疗脑肿瘤有效。涤痰汤是温胆汤加生半夏、生南星、石菖蒲、人参。石菖蒲开窍，打通血脑屏障，让药物更好地进入大脑。因为脑部有血脑屏障，脑里面的药物浓度很低，所以要用开窍的药。可加郁金，石菖蒲配郁金，是一个药对。涤痰汤是半夏、南星、石菖蒲合上郁金，再用温胆汤加人参。为什么要用 3g 人参？因为脾是生痰之源。用涤痰汤要加郁金，石菖蒲配郁金醒脑开窍，打开血脑屏障，加郁金能增强石菖蒲的化痰作用。半夏、南星化痰，可再加 1g 白矾，加 10g 木香。木香也是芳香走窜，醒脑开窍，可增强处方的疗效。这个方理气的作用不够，要用气来推动，化痰的基础上，选用理气的药就是木香。复方三生饮就是生半夏、生南星、生附子，还有木香。木香能够增强半夏、南星的化痰作用。这是我用涤痰汤的经验。

二、声带麻痹

升真汤（吴门验方）

柴胡 24g　黄芩 9g　桂枝 6g　炙甘草 6g　党参 30g　半夏 9g　升麻 9g　当归 9g　芍药 6g。

主治：喉痹，寸脉沉小。

我们讲少阳病的时候，讲到六物黄芩汤。六物黄芩汤，它是少阳病吗？它是不是太阴病？比如声带麻痹，有时候用升真汤，效果也好。为什么开升真汤呢？第一，一阴一阳结谓之喉痹，声带麻痹是个少阳病，柴胡、黄芩。第二，声带已经麻痹了，麻痹的声带瘫瘫软软地瘫在那儿，所以用人参、黄芪、升麻升一下。半夏是声带、咽喉专药，桂枝有宣通的作用，改善局部的血液供应，血虚的用几枚大枣。声带麻痹不加附子、土贝母温化，因为这是个功能性疾病，没有肿瘤。

三、乳腺癌术后上肢水肿

重订 217：皮水为病，四肢肿，水气在皮肤中，四肢聂聂动者，

防己茯苓汤主之。(《金匮要略·水气病》)

防己，黄芪，桂枝，茯苓，甘草，这是利水的苓桂剂。防己茯苓汤治疗乳腺癌术后的上肢水肿，其实效果不好。乳腺癌做完手术以后，手术把腋窝淋巴结清扫了，淋巴液回流不畅就会形成上肢肿。上肢肿康复关键在于功能锻炼，功能锻炼的越好，上肢肿胀越轻。但是功能锻炼疼，很多患者不锻炼。体质不一样，有的人重一些，有的人轻一些。按照中医来说就是皮水，用防己茯苓汤，但基本上无效，因为水肿是淋巴液回流障碍导致的，术后腋窝周围形成很多纤维组织使得淋巴液回流障碍，根本的原因是不通，要合上吴门验方五通汤（参考第七章厥阴肿瘤的内容），加白芥子、商陆这些化痰的药，促进纤维组织吸收，通了淋巴液就流回去了。单纯利水起不到好的效果，关键是知道它的病理。病理改变就是淋巴结清扫造成局部创伤以后，大量的纤维组织形成纤维结节影响淋巴液回流，如果把纤维组织吸收了，淋巴回流通畅水肿就减轻或者消失了。张仲景的有些方，还是要会用，否则在《伤寒论》里找不到一个方能够治疗上肢淋巴水肿的，乳腺癌术后的处方，最接近的就是这个方，但效果不好，找到病机，效果就好了。

四、乳腺癌术后不愈合

(一)千金内托汤

千金内托汤(《外科证治全生集》)

治乳岩溃者，并治一切溃烂红痛，最效。阴证忌服。党参(或用人参)　黄芪　防风　官桂　川朴　白芷　川芎　桔梗　当归　生甘草。

分两随时斟酌，煎服。

【慢性感染溃疡：气虚(太阴)、阳虚(少阴，阳和汤)】

千金内托汤，治乳岩溃者，效果不好。乳癌溃烂了，党参、黄芪、防风再加点金银花、蒲公英、天葵、紫花地丁。乳岩溃烂了，就是细菌感染了，这个方控制感染，有点效果，没那么大臭味了，但是控制乳腺肿瘤的效果不好。什么情况下是有效的呢？乳腺癌做了手术之后伤口长不好，局部伤口液化坏死，记住用千金内托汤。

千金内托汤，这个方也值得考究，方用官桂：肉桂的皮；用厚朴：厚朴也是皮，都是走皮的药物，以皮治皮。厚朴在皮肤科用的很多，包括黑色素瘤它都有效。用千金内托汤治乳腺癌的术后不愈合。

治乳腺癌的溃烂，一般不用千金内托汤，有时也用，就是说一般用的人参、黄芪、防风、蒲公英、天葵子这些药，抗感染；有时候，球菌感染化脓，用金银花、连翘这些药。实际上，它对乳腺癌效果不好。阴证忌服，乳腺是以阴疽为主，阳疽乳癌少见。但是它也有热，完全在于医生的判断，在阴与阳之间取得平衡。

慢性的溃疡，其实有几个办法。虚证要辨别太阴气虚，还是少阴阳虚。太阴气虚的溃疡是千金内托汤，少阴阳虚的溃疡是阳和汤。举个例子，乳腺癌的溃疡以少阴阳虚的为主，以阳和汤为主，当然，局部感染，用补气的药，杀菌的药也可以。而胃癌的溃疡，则以太阴为主，是气虚的，治疗方法不一样。

（二）十六味流气饮

十六味流气饮（《万病回春》）

川芎、当归、芍药、人参、黄芪、官桂、木香、槟榔、厚朴、乌药、枳壳、紫苏、防风、白芷、桔梗、甘草。

乳痈加青皮，亦治痘疹余毒作痛瘤。上锉一剂，水煎，食远临卧频服。

除了千金内托汤，十六味流气饮也很有效。当归、川芎、芍药走血分，人参、黄芪走气分，肉桂、木香、槟榔、厚朴、乌药、枳壳、苏叶疏肝行气，防风、白芷、桔梗走太阳发表。这个方治疗溃疡性的胃癌，或者乳腺癌刀口不愈合也很有效。千金内托汤和十六味流气饮都不好记，关键要知道它用这些药的原因在哪里？十六味流气饮和阳和丸，有什么区别？不外乎十六味流气饮把阳和丸里的麻黄换成了苏叶、防风、白芷，剩下的就是甘草、肉桂走表。在阳和丸的基础上加了补气养血的药，疮疡要有气血，没有气血，脓液清稀，伤口不容易愈合。补气血的药不外乎川芎、当归、白芍、人参、白术、黄芪。为什么用人参？为什么用黄芪？中医认为人参长肉，黄芪长皮，为什么选川芎、当归、芍药？中药药理认为当归消溃疡抗炎，芍药可以排脓，芍药配枳壳还可以排脓，枳壳走表，这其中有很多的研究，把这个方的每个药的适用机制弄明白就可以。

五、食管癌

（一）吴门进退青龙汤

重订95：伤寒表不解，心下有水气，干呕发热而咳，或渴，或利，或噎，或小便不利，少腹满，或喘者，小青龙汤主之。（40）

还有一个方，小青龙汤也属于是太阴病。但要去掉麻黄，加炮附子一枚，治噎嗝。附子能治噎嗝，这在《神农本草经》上就有记载，在古代有很多附子治疗噎嗝的办法，有的把附子挖空，里面放丁香，然后再把附子拿了去制等，方法五花八门。噎嗝是怎么来的呢？或噎指的是噎嗝，这里就在描述食管癌。若噎者，去麻黄加炮附子一枚，叫小青龙去麻黄加附子汤，治疗早期的食管癌。其实不是早期，如果食管癌出现吞咽梗阻了，就不是早期。以中医观点来说，早期是食管还没有完全堵死。

进退青龙汤（吴门验方）

桂枝 9g　白芍 9g　干姜 9g　细辛 9g　半夏 15g　附子 9g　五味子 9g　山慈姑 6g　威灵仙 30g。

主治：阳虚型食管癌。

加减：痰湿重 + 泽漆 30g。

吴门验方进退青龙汤，也是治疗噎嗝，此方是小青龙汤加山慈姑、威灵仙，还可以加急性子，治疗小青龙汤证的噎嗝。因为噎嗝的患者吞咽梗阻以后，会吐，吐的都是痰，其实不是痰，是食管黏液，看着和痰一样又黏又白，就是中医讲的痰液，清稀如水，又黏又白，属于阳虚的病。所以用小青龙汤，它与慢性支气管炎咳痰，在中医上的认识是一样的，一个是痰液，来自上呼吸道气管支气管；一个是胃液，来自上消化道。不用发表把麻黄去了，加附子温阳化饮，吴门验方进退青龙汤在这基础上加山慈姑化痰，对治疗食管癌也有效，但山慈姑有肝损伤，正好方里的五味子保肝。用山慈姑，半个月查一下肝功，如果有肝损伤，把山慈姑去了。山慈姑用 6 ~ 30g，从 6g 开始，逐渐递增，避免出现严重的肝损伤。30g 山慈姑可能会导致肝功能衰竭，虽说是很少见，但是"小心驶得万年船"。先用 6g，半个月查个肝功能，肝功能正常，说明 6g 没有肝毒性，患者吃了山慈姑肝脏没有损伤，改到 15g、20g、30g，就没有问题。威灵仙是治疗食道的专药。其实，患者出现不明原因的体重减轻，一个常见原因就是食管癌。要注意食管癌的患者，喜欢吃烫的食物，喜欢喝酒，经常造成食道的烧伤，食管肠上皮的化生，还可以食管长霉菌，霉菌很容易长到食管里去，因为阳虚，不见阳光就发霉，用小青龙汤就是这个道理。

（二）开道散

开道散（浙江省中医院验方）

硼砂二两　火硝一两　硇砂二钱　礞石五钱　沉香、冰片各三钱。

共研细末。每次含化三分，徐徐咽下，每隔30～60分钟一次，一般服本方6小时见效。当患者黏沫吐尽，能进食时，可改为3小时一次。连服两天，停药。用于食管梗阻，滴水难下。

从食管癌的症状上说，完全吞咽梗阻了，要下支架，不能下就要输液支持。中医有个方叫开道散，此方使用一些腐蚀性中药，食管完全吞咽梗阻，无法进食，用了开道散把肿瘤组织腐蚀掉。这种方法有几个问题：第一，开道散腐蚀肿瘤组织，容易造成大出血，血管破了就出血。第二，食管长在纵隔，如果已经完全吞咽不了，说明肿瘤已经很大了，已经完全梗阻了，外面常常就突破了食管的浆膜，出去就侵犯到胸腔和肺了。用开道散把食道腐蚀了一个洞，饭就吃到胸腔里了，容易形成食管气管或者是食管纵隔漏，很多患者很快就死了，有通了能进食的，但是成功率太低了。因为患者出现吞咽梗阻后，古人不能下支架，没有输液，只能用开道散这个办法，否则患者就是等死了。现在西医下了支架就很安全了。

讲两个我父亲的病例，一个是我父亲的医生朋友患食管癌咳血，肿瘤侵犯血管，出现急性上消化道出血。在农村，那些年还用大马桶装尿，他"咚"地一声就跳到马桶里，蹲到里面，小便能引火归元，出血很快停止了。

第二个例子是我父亲治疗的一位食管癌患者，农村人，因为吞咽梗阻来就诊。我父亲给他先开了3天的药，嘱患者吃了以后看情况。用的是乌附麻桂辛姜汤。患者噎嗝，吃东西不好，他把这3剂药合成1剂，熬了一锅汤，咕嘟咕嘟就喝下去了，喝下去就中毒了。我父亲接到电话赶到他们家，患者已经醒过来了。就是说他一次喝药，吞咽梗阻就缓解了，吃东西正常了，他说自己好了，不用再看病和吃药了。两年以后再次发生吞咽梗阻，这一次死了。我反对这种把

患者治得要死、要活的治病方法，但这个人是他自己的问题。因为
附子、乌头对治疗噎嗝有效。丁附散就是把附子挖个洞，丁香放进
去，盖起来，附子炮，炮完以后再碾成面，治噎嗝有效。轻的食管
癌，中医讲的早期，可以用进退青龙汤治疗，就是小青龙汤。还可
以用张锡纯的参赭镇气汤，用代赭石、旋覆花改善症状，患者吃了
也很舒服，这是一个办法。问题是小青龙去麻黄加附子汤是在少阴，
还是在太阴？是在太阴，加了附子也入少阴。肿瘤比较复杂，不像
我们想得那么简单。因为食管癌患者，痰液清晰，梗阻以后呕吐很
多的痰，主要属于太阴经。

（三）参赭镇气汤

参赭镇气汤（《医学衷中参西录》）

治阴阳两虚，喘逆迫促，有将脱之势。亦治肾虚不摄，冲气上干，
致胃气不降作满闷。

野台参（四钱）　　生赭石（六钱，轧细）　　生芡实（五钱）　　生
山药（五钱）　　山萸肉（六钱，去净核）　　生龙骨（六钱，捣细）　　生
牡蛎（六钱，捣细）　　生杭芍（四钱）　　苏子（二钱，炒捣）。

参赭镇气汤治疗食管癌，有的有些效果，是太阴病，党参补气，
加代赭石。但是说这种类型的食管癌，在少阴经，也没问题，它加
了附子本身就入少阴经，三阴是个递进关系。有些食管癌没有明显
的寒象，它就在太阴经，参赭镇气汤就是太阴经的方。

六、肺癌、胃癌
（一）泽漆汤

重订186：《外台》黄芩汤：治干呕下利。（《金匮要略·呕吐
哕下利病》）

《外台》黄芩汤（即：六物黄芩汤）

黄芩　人参　干姜各三两　桂枝一两　大枣十二枚　半夏半升

上六味，以水七升，煮取三升，温分三服。

看这位患者的特点（彩图 19），大小鱼际红，手心潮。大小鱼际红用黄芩，手心潮用桂枝，咽部不舒服用半夏，这就是六物黄芩汤证。做完手术，元气亏了用党参；血虚了用大枣；大便稀溏用干姜；手心潮用桂枝；大小鱼际红用黄芩，咽部不舒服、说不出话用半夏，那就应该用六物黄芩汤。

治疗太阴病的泽漆汤，大家可以看到它还是太阴脾虚。当然，它不是在一条经，这就体现了疾病的复杂性。但是它是肺癌，我们可以把它并在太阴经。

呼吸系统，上呼吸道属于三阳，气管支气管属于太阳，要用发表的药；下呼吸道属于太阴。间质性肺炎、新型冠状病毒性肺炎是下呼吸道的疾病，用柴苓汤，治疗新冠早期很有效果，那五苓散是健脾化饮的，它是太阴病。上呼吸道有痰的，痰多清稀，是痰饮或者夹湿。痰少难咳的，可能是阴虚。前两天一个老师问我说："吴老师，你介绍的柴苓汤治疗支原体肺炎，咳嗽没有痰，用了很有效，这是为什么？"因为我之前介绍过五苓散治疗支原体肺炎，加上通调水道的柴胡就是柴苓汤，太湖学院的学生就此还写过文章。柴苓汤治疗支原体肺炎，五苓散利水，小柴胡汤也利水，那支原体肺炎是干咳，怎么能够利水？支原体肺炎，炎症在肺间质，渗出是在肺间质；新冠患者炎症在肺泡，在下呼吸道咳不出痰，新冠患者的肺都泡在水里，和溺水一样。它不是上呼吸道，不是气管支气管的问题，吸痰都吸不出来。所以不要以为干咳就是阴虚。

（二）十全育真汤

十全育真汤（《医学衷中参西录》）

治虚劳，脉弦、数、细、微，肌肤甲错，形体羸瘦，饮食不壮筋力，或自汗，或咳逆，或喘促，或寒热不时，或多梦纷纭，精气不固。

野台参（四钱） 生黄（四钱） 生山药（四钱） 知母（四钱） 玄参（四钱） 生龙骨（四钱，捣细） 生牡蛎（四钱，捣细） 丹参（二钱） 三棱（钱半） 莪术（钱半）。

气分虚甚者，去三棱、莪术，加生鸡内金三钱；喘者，倍山药，加牛蒡子三钱；汗多者，以白术骨、牡蛎、山萸肉各一两煎服，不过两剂其汗即止，汗止后再服原方。若先冷后热而汗出者，其脉或更兼微弱不起，多系胸中大气下陷，细阅拙拟升陷汤后跋语，自知治法。

太阴病还有几个方需要讲一下。《医学衷中参西录》的十全育真汤可以用来治疗太阴肿瘤、肺癌和胃癌。此方用党参、山药、黄芪3个药补脾，加三棱、莪术；不用丹参、知母、玄参、龙骨、牡蛎这些药。就是党参、黄芪、山药、三棱、莪术，用来治疗肺癌或者胃癌，太阴的肿瘤。为什么饮食不壮筋力？因为都消耗掉了。莪术抗肿瘤作用好，三棱抗肿瘤作用弱，三棱可增强莪术抗肿瘤的疗效。所以我一般在用三棱、莪术的时候不等量，不会钱半三棱，钱半莪术。十全育真汤我是重用莪术的，可能莪术30g，三棱才开3g。"喘者，倍山药，加牛蒡子。汗多者，以白术易黄芪，倍龙骨牡蛎"，气虚的人经常爱出汗，气虚的人经常出现钙低，低钙出汗所以加了龙骨、牡蛎。简单地说就是肺癌或胃癌，可以用十全育真汤，知母是防止黄芪吃了上火，黄芪配知母吃了不上火；玄参有抗肿瘤的作用，但对这种肺癌或胃癌很少用。这个方实际上这里是4组药：台参、黄芪、山药是一组药，龙骨、牡蛎是一组药，丹参、三棱、莪术是一组药，知母、玄参是一组药。台参、黄芪、山药补脾；知母、玄参吃了不上火；龙骨、牡蛎敛汗；丹参、三棱、莪术活血。

（三）滋生流气饮（吴门验方）

太阴病还有一个方叫柴地六君汤，就是滋生流气饮（参考第三章第六节胃癌方），治疗胃癌。可以说它是治太阴病，也可以说它是治少阴病。它是补脾又补肾，熟地配山药又有地黄丸。它还是少阳病，有柴胡、白芍疏肝，有逍遥散的意思。所以这个方就这么复杂。为什么说胃癌是太阴病？因为胃癌主要是从太阴经去治。

七、化疗呕吐

重订187：伤寒本自寒下，医复吐下之，寒格更逆吐下，若食入口即吐，干姜黄芩黄连人参汤主之。（359）

干姜黄芩黄连人参汤，就是半夏泻心汤去半夏、大枣、甘草。为什么要把这些药去掉？肿瘤患者，化疗以后呕吐很严重，喝中药更吐，这时要减轻患者的呕吐，用药越少越好，把半夏泻心汤的半夏、大枣、甘草去掉，虽然它们都能治吐，但用干姜、黄连、黄芩、甘草这4个药的止吐作用会更好。

这个方还有一个发挥就是干姜、人参都不用，黄芩也不用，用苏叶，既温中，又疏肝，又止呕。苏叶黄连汤，3g黄连，3g苏叶，1剂药6g。给患者熬汤温服，一次呷一口。如果觉得力量弱，还可以加几滴姜汁，此方止吐作用比干姜黄芩黄连人参汤还强。这是苏叶黄连汤，是《湿热病篇》薛生白的方。治疗这种极严重的呕吐，组方越简单越好，量要小药要少。中药刺激胃，患者喝口水吐，吃饭吐，这时要用最小剂的药，3g黄连，3g苏叶，3滴姜汁，熬成一小碗，喝一口歇一会儿，来解决化疗的严重呕吐。

甘露消毒丹不好使，尽量不要用，喝不下去。要想放、化疗的呕吐反应轻，先给止吐药。西医都是先输止吐药，再输化疗药。中医也是，先喝中药再给化疗。不要化疗已经吐得一塌糊涂了，再去喝中药。吐的一塌糊涂，这个中医称为格拒，中医的格证，要开关，就很难治。先用镇吐药，再给催吐药，化疗药是个催吐药，损伤胃肠，造成患者恶心呕吐，止吐药要先给，等患者的胃口缓解了再用甘露消毒丹。

化疗的呕吐，有很多的因素。例如患者今天10点打化疗，9点就开始吐，这种吐有心理因素，这种患者一般都有抑郁症。还有的患者一想到要做化疗就吐，明天做化疗，今天晚上就开始吐，这种情况，应该在患者吐之前给抗抑郁治疗，化疗本身就伤肝，可以用小柴胡汤或者甘露消毒丹治疗。明天打化疗，今天晚上你就吐，那么今天早上就给患者吃药，提前两三天就吃药。医生的水平在细节，从细节上就可以看到医生的水平。

再举一个例子，我好多年前看的一个患者，来治口苦，他口苦很严重，很难受。我说怎么苦的很难受，有多苦？他说他脸苦，嘴唇苦，嘴唇周围都是苦的。他是什么病？抑郁症。他根本不苦，他心里头苦，脑子里苦，他的人生很苦，这是个抑郁症，要抗抑郁治疗。这人是小柴胡汤证，肝气不疏，经常有肝内分泌的胆汁，轻度的入血，这时候看胆红素还是正常的。正常人的胆红素，各个单位不一样，$12\mu mol/L$左右。有的人肝脏功能很好，胆红素也就$3\sim4\mu mol/L$，如果胆红素$15\mu mol/L$的时候他就口苦。还有就是胆汁反流，胆汁排出不畅。一般来说，早上起来口苦的人夜间都有反流。医生对这些疾病症状的认识程度，是医生水平决定的。因为这些知识都学过，但没有学扎实、学仔细。讲《伤寒论》究竟应不应该讲得很细？有人觉得我讲得太琐碎，其实细才能真正理解。举个例子，"若食入口即吐"，如果还没有咽下去就吐，药是到不了胃的，没有办法吸收。甘露消毒丹都到不了胃，脂溶性的成分在胃吸收，水溶性成分在肠吸收。那怎么办？要开关，3g苏叶，3g黄连，3滴姜汁，让患者一次喝一小口。药也不太苦，一小口放在嘴里咽一点下去，没有吐出来，就能够吸收一些。苏叶和姜汁都含油，在胃里面容易吸收。一口喝了，下次觉得舒服了就喝两口，两口喝了舒服了，过一会儿喝三口，慢慢减轻患者的呕吐反应。

八、腹主动脉瘤

重订495：夫瘦人绕脐痛，必有风冷，谷气不行，而反下之，其气必冲；不冲者，心下则痞。（《金匮要略·腹满寒疝宿食病》）

太阴病要么形成痞证，虚则太阴。痞证，半夏泻心汤是一个脾虚证，有人参、干姜。如果不形成痞证，就容易形成奔豚，其气上冲，所以不能下。若下之，必心下痞硬。这是对着太阴病的辨证提纲来说的。

重订50：发汗后，其人脐下悸者，欲作奔豚，茯苓桂枝甘草大枣汤主之。（65）

"脐下悸，欲作奔豚"是指肚脐下面摸得到跳动，多见于腹主动脉搏动，或者腹主动脉瘤。腹主动脉搏动和腹主动脉瘤，在《伤寒论》里面给了两个方，一个方是五苓散。"假令瘦人，素盛今瘦"，尤其是过去胖现在瘦，是最典型的。"脐下有悸，吐涎沫而癫眩"，要用五苓散，或者用苓桂枣甘汤，都是苓桂剂。

九、巧克力囊肿、子宫腺肌症

理冲汤（《医学衷中参西录》）

治妇女经闭不行，或产后恶露不尽，结为癥瘕。以致阴虚作热，阳虚作冷，食少劳嗽，虚证沓来。服此汤十余剂后，虚证自退，三十剂后，瘀血可尽消。亦治室女月闭血枯。并治男子劳瘵，一切脏腑癥瘕、积聚、气郁、脾弱、满闷、痞胀、不能饮食。

生黄芪（三钱）　党参（二钱）　于术（二钱）　生山药（五钱）天花粉（四钱）　知母（四钱）　三棱（三钱）　莪术（三钱）　生

鸡内金（三钱，黄者）。

用水三盅，煎至将成，加好醋少许，滚数沸服。

服之觉闷者，减去于术。觉气弱者，减三棱、莪术各一钱。泻者，以白芍代知母，于术改用四钱。热者，加生地、天门冬各数钱。凉者，知母、天花粉各减半，或皆不用。凉甚者，加肉桂（捣细冲服）、乌附子各二钱。瘀血坚甚者，加生水蛭（不用炙）二钱。若其人坚壮无他病，惟用以消癥瘕积聚者，宜去山药。室女与妇人未产育者，若用此方，三棱、莪术宜斟酌少用，减知母之半，加生地黄数钱，以濡血分之枯。若其人血分虽瘀，而未见癥瘕，或月信犹未闭者，虽在已产育之妇人，亦少用三棱、莪术。若病人身体羸弱，脉象虚数者，去三棱、莪术，将鸡内金改用四钱。

理冲汤是党参、黄芪、山药，加了白术，这是第一组，党参、黄芪、山药、白术健脾；三棱、莪术、鸡内金活血，加天花粉和知母养阴吃了不上火，用来治疗冲脉的疾病。我们可用这个方来治疗巧克力囊肿和子宫腺肌症。因为天花粉有抗子宫内膜的作用，治疗气虚血瘀的子宫腺肌症。再加抗子宫内膜的天花粉、瞿麦等，对子宫腺肌症有效果，对巧克力囊肿也有效果，都是子宫内膜的问题。巧克力囊肿和子宫腺肌症是子宫内膜异位。子宫腺肌瘤不是子宫肌瘤，当子宫肌瘤治通常没有效，不是一个病。子宫腺肌瘤本质上是子宫内膜异位症，异位到了肌层，局部形成一个占位，我们一般称之为子宫腺肌瘤。

理冲汤，其实就是人参、白术、黄芪、山药补气，三棱、莪术、鸡内金活血，天花粉、知母防止上火，天花粉还能抗子宫内膜，用于治疗子宫腺肌病，卵巢巧克力囊肿。"服之觉闷者"，减去白术。腹泻者把知母去掉。热者加生地、天门冬；凉者，知母、天花粉各减半，或皆不用；凉甚者加肉桂、附子。瘀血比较严重的加生水蛭。卵巢巧克力囊肿可以加几克水蛭，如6g水蛭。若患者体质还可以，仅仅是为消癥瘕积聚，人参、黄芪、白术是对抗三棱、莪术、水蛭的，就不要用山药，因为三棱、莪术用了耗气，乏力。壮实的人不要用山药。气虚的人三棱、莪术的量小一点，如果虚得很厉害，不用三棱、莪术，用鸡内金。鸡内金温和不伤气血，可以用30g。这个方治疗冲脉的肿瘤有效。

十、子宫肌瘤

重订410：妇人宿有癥病，经断未及三月，而得漏下不止，胎动在脐上者，为癥痼害。妊娠六月动者，前三月经水利时，胎也。下血者，后断三月，衃也。所以血不止者，其癥不去故也。当下其癥，桂枝茯苓丸主之。（《金匮要略·妇人妊娠病》）

桂枝茯苓丸

桂枝　茯苓 牡丹（去心）　桃仁（去皮尖，熬）　芍药各等分。

上五味，末之，炼蜜和丸，如兔屎大，每日食前服一丸。不知，加至三丸。

【脾主肌肉：桂枝、芍药、茯苓。丹皮、芍药止血（黏膜下肌瘤）】

太阴病还有一个代表方是桂枝茯苓丸。脾主肌肉，子宫肌瘤属于太阴病，用苓、桂加活血的桃仁、丹皮、芍药。子宫肌瘤的人常常情绪不好，合上四逆散，叫桂苓四逆散。为什么合上四逆散？因为四逆散的枳实、芍药能够收缩子宫，药物作用于子宫。桂苓四逆散是桂枝茯苓丸合上四逆散，增强它治疗子宫肌瘤的疗效，麦芽可以用30～60g，促乳素水平高就用60g，要看患者促乳素的水平。

十一、宫颈癌

重订506：肾著之病，其人身体重，腰中冷，如坐水中，形如水状，反不渴，小便自利，饮食如故，病属下焦，身劳汗出，衣里冷湿，久久得之，腰以下冷痛，腹重如带五千钱，甘姜苓术汤主之。（《金匮要略·五脏风寒积聚病》）。

人参败毒饮（吴门验方）

党参 30g　白术 30g　炙甘草 3g　干姜 6g　茯苓 9g　山药 30g　菟丝子 30g　补骨脂 9g　蛇床子 9g　当归 6g　升麻 6g　葛根 30g　仙鹤草 30g　败酱草 30g。

主治：老年性阴道炎，阴道霉菌病。治宫颈癌：去菟丝子、葛根加大青叶 30g、薏苡仁 90g。

下一个方是甘姜苓术汤。《难经》讲"带脉之为病，腹满，腰溶溶如坐水中""腰溶溶如坐水中"讲的是带脉的病，带下症。血带有可能是宫颈癌。治疗宫颈癌的主方就是甘姜苓术汤。人参败毒饮是在甘姜苓术汤的基础上加减的，因为人参败毒饮是治疗老年性阴道炎的，老年性阴道炎是因为激素水平下降所致。治疗宫颈癌，把菟丝子、补骨脂、葛根这 3 个升高雌激素、孕激素水平的药去掉，宫颈癌可能伴有 HPV 疱疹病毒的感染，加大青叶、薏苡仁两个抗病毒的药。这个方治疗宫颈癌有效，效果很明显。

十二、肿瘤虚劳

重订 487：虚劳里急，悸，衄，腹中痛，梦失精，四肢酸疼，手足烦热，咽干口燥，小建中汤主之。（《金匮要略·血痹虚劳病》）

小建中汤方

桂枝三两（去皮）　甘草三两（炙）　大枣十二枚　芍药六两　生姜三两　胶饴一升。

上六味，以水七升，煮取三升，去滓，纳胶饴，更上微火消解，温服一升，日三服。（呕家不可用建中汤，以甜故也）

重订 491：虚劳里急，诸不足，黄芪建中汤主之。（于小建中汤内加黄芪一两半，余依上法。气短胸满者加生姜，腹满者去枣，加茯苓一两半，及疗肺虚损不足，补气加半夏三两）（《金匮要略·血痹虚劳病》）

太阴脾虚与虚劳有关，肿瘤患者最后消耗体质，形成虚劳。因为肿瘤会消耗患者的气，夺取患者的营养物质，导致患者气虚，会消耗他的血，使肿瘤患者的铁利用障碍，常常看到肿瘤患者铁蛋白很高，但还是缺铁，这是因为铁离子进入细胞合成血红素有障碍，所以患者贫血，现代医学叫作铁失利用，这是肿瘤导致的血虚，所以会出现气血两虚。

恶性肿瘤的虚劳，也就是气血两虚证可以用一些建中剂，比如归芪建中汤、小建中汤、黄芪建中汤、当归建中汤，或者我们讲的益气建中汤，就是黄芪建中汤加人参、半夏，这些药物能够改善患者的营养代谢，其实都解决不了肿瘤，都只是一个对症的方法。

为什么选建中汤，而不选四君子汤？因为建中汤证的人消瘦，《金匮要略》讲的酸削不能行，由于肿瘤的消耗，常常是选建中汤的基础上加减，而没有选四君子汤。六君子汤、八珍汤也可以，因为这些方都可以改善气血两虚症状，但解决不了肿瘤体质。这些都是经方常见的套路。胃癌做完手术以后，气血两虚，用归芪建中汤，加半夏，加人参。黄芪建中汤加半夏、人参用于胃癌术后也有些效果，体力也能恢复，不行再加点白术、防风，提高免疫力，但是都没有解决肿瘤，这些方是改善症状的。

第三节　小结

太阴病和肿瘤的关系，除了太阴所管的脏腑和与脏腑相连所主的肌肉黏膜，太阴的肌肉黏膜的消化道、肺之外，太阴和肿瘤的关系，第一，太阴为生痰之源，脾为生痰之源。第二，太阴主肿瘤免疫，太阴主气，卫出中焦，是卫气最根本的东西。第三，太阴主消化吸收，营养代谢。肿瘤晚期恶病质，肿瘤影响消化吸收，形成了恶病质，都和太阴有关系。太阴病的脉证提纲主要是消化不良，腹满而吐，食不下，自利益甚。比如说，腹主动脉瘤，我们介绍五苓散，还有一个是茯苓桂枝甘草大枣汤，这是一个良性的肿瘤。肿瘤到后期都有虚劳，气血两虚，用益气建中汤，改善它的症状，吃了舒服一点。或者胃癌做完手术用益气建中汤，提高代谢水平，提高免疫力。

气虚水泛就是防己茯苓汤，苓桂剂加防己、黄芪治气虚水泛。治乳腺癌做完手术以后的上肢水肿，但效果不好，要加活血通络的药，合上五通汤。它的本质是纤维化，把那些纤维结节消掉了，水肿症状就缓解了。

对于噎膈、食管癌，用小青龙汤去麻黄加附子，再加山慈姑配五味子，化痰作用大大增强。加一个作用于食管的专药威灵仙，也就是吴门进退青龙汤，治疗食管癌。

干姜黄芩黄连人参汤，治疗严重的化疗呕吐，可以变为苏叶黄连汤，更直接。乳腺癌做了手术以后伤口长不好，气血亏虚，可以用千金内托汤，也可以用十六味流气饮。胃癌可以用柴地六君汤，它还是从太阴病去治，肺癌可以用泽漆汤，本质是六物黄芩汤。六物黄芩汤，也有治太阴病的药，人参、干姜、桂枝。

肝癌，用柴胡鳖甲汤，它仍然有太阴病的药，见肝之病知肝传脾，当先实脾，它是肝癌的虚证。如果是实证，那应用大黄䗪虫丸。

十全育真汤，治疗胃癌和肺癌，黄芪、人参、山药加三棱、莪术。理冲汤是在十全育真汤的基础上，加了白术和天花粉；加白术，因为白术能够补气，加天花粉抗子宫内膜，所以对卵巢巧克力囊肿、子宫腺肌症的效果比较明显。

带下病，所谓的黑带、血带，有可能就是宫颈癌。宫颈癌，用人参败毒饮去菟丝子、补骨脂、葛根这些补充激素的药，加大青叶、薏苡仁抗病毒。

　　头部的肿瘤如胶质瘤，它有痰，可以用礞石滚痰丸，如果便秘，用了礞石滚痰丸已经稀溏了，或者大便正常，礞石滚痰丸不能再用了，那用加味涤痰汤，加木香去配半夏、南星，加石菖蒲配郁金，醒脑开窍，让药物走大脑，温胆汤化痰，人参补气，脾为生痰之源，经过我的这个加味方法，它的疗效大大优于涤痰汤。

　　桂枝茯苓丸治子宫肌瘤，脾主肌肉。在桂枝茯苓丸的基础上加上四逆散，就是桂苓四逆散，增强桂枝茯苓丸的疗效。这就是太阴病讲的内容。

第六章　少阴肿瘤

少阴病，第一，从标本法的角度来讲，"少阴之上，热气治之"，是阴经又是热气治之，标本异气，所以少阴病的特点是有寒化和热化，有阳虚和阴虚，寒化就是阳虚，热化就是阴虚。第二，少阴是三阴，三阴多虚，长期的虚证就形成虚劳。第三，少阴之上是太阳，太阳与少阴是表里两经，所以就有少阴的表证，少阴的表证，或者我们换个词，就是太少两感证。所以就有太少两感证、少阴寒化热化证、少阴虚劳证，主要这三大类证。

少阴病和肿瘤主要有两个关系。一个是少阴和激素有关，内分泌紊乱和肿瘤的发生有密切的关系。少阴与激素有什么关系呢？

从中医内分泌治疗的角度，人体的激素比较重要的有雌激素、孕激素、雄激素、促乳素、催产素、肾上腺皮质激素、肾上腺素和甲状腺素等，实际上男性、女性都有雌激素、雄激素。不过女性是以雌激素占优势，男性是以雄激素占优势。雌激素主要维持女性的第二性征。第二性征表现在很多方面，其中一个重要的方面就是乳腺。中医擅长从雌激素影响的第二性征的其他多个方面去推测患者的激素水平。人的毛发、嘴唇、皮肤的皮脂腺、皮肤的新陈代谢都受到雌激素的调节。为什么女人脸皮薄呢？因为女性皮肤的代谢比较快，皮下的毛细血管也比较多，这些都和雌激素有关系。孕激素是维持生殖功能的，当孕激素水平低的时候女性容易流产。雄激素主要是维持人的性欲。我们从一个女性的特征就可以发现她可能有一些倾向，判断她的内分泌水平。这些激素一个共同的特点是什么呢？它们都来自于胆固醇，它们的核心是在甾环的基础上形成不同的侧链，这样分别构成了皮质激素、雌激素、孕激素、雄激素。鸡蛋含有大量的胆固醇，而人是不能合成胆固醇中的甾环的，必须要从食物中摄取，胆固醇含量比较多的就是动物性食品。如果我们从食物中摄取的胆固醇比较少，那么只能使我们的激素水平保持一个较低的水平。

比如非常经典的抗衰老方七宝美髯丹，由赤何首乌、白何首乌、赤茯苓、白茯苓、牛膝、当归、枸杞子、菟丝子、补骨脂组成。第一个枸杞子，枸杞子能够提高雄激素水平；第二个菟丝子，菟丝子可以刺激孕激素的生成；第三个补骨脂，补骨脂能刺激雌激素的生成。所以中医抗衰老的方法，它是从刺激雄激素、孕激素、雌激素合成的角度去处理。

由于性激素影响了男性、女性的第二性征，那么什么样的女性具有高雌激素的水平？如果女性的皮肤特别白，特别薄，说明她皮下的毛细血管很丰富，皮肤上隐隐约约还罩着一层青紫色的这类女性，这就是高雌激素水平的人，这种高雌激素水平的女性容易得乳腺癌。女性就是脸皮薄，因为女性面部的表皮细胞代谢很快，这个代谢程度受雌激素的支配，这是女性的一个第二性征。再比如，我们身上好多好多的地方都是受性激素的支配，比如说人的手指，无名指和食指是受性激素支配的。无名指和食指的落差代表了体内雄性激素的水平，*Nature* 上有一篇文章说现在的人性功能不如以前，雄性激素水平降低，它怎么研究呢？文章作者把古人的化石找来，比较这两个手指的落差，发现这两个手指的落差缩短了，就说明现在的人和古人相比，现在的人雄性激素水平确实在降低。所以就可以观察我们门诊的患者，小指代表生殖系统发育的情况，无名指代表雄激素水平，如果食指和无名指这两个指头落差比较小，代表性欲低；如果小指不过无名指的第 3 节，代表生殖系统发育不良，等等，我们可以从多个方面观察。

研究发现，交感神经活性低对乳腺癌有影响。麻黄能够治肿瘤，古籍多有记载，如《神农本草经》"破癥坚积聚"；《本草正》"逐阴凝寒毒"；《外科证治全生集》："患之不痛而平塌者，毒痰凝结也。治之之法，非麻黄不能开其腠理……腠理一开，寒凝一解，气血乃行，毒亦随之消矣。"我们做了一些研究发现，麻黄主要含有麻黄碱，不论是麻黄碱还是肾上腺素，都会抑制乳腺癌细胞的生长，并诱导乳腺癌细胞的凋亡，实际上，在乳腺癌的细胞上，有它的受体。这是什么原因呢？肾上腺素因为有心脏毒性，麻黄的拟肾上腺素作用心脏毒性很弱，我们用麻黄治疗乳腺癌时剂量很大，麻黄用量开 30g、40g，但是要根据情况用生麻黄还是炙麻黄，因为有的人用了生麻黄以后会心慌，难受，要用配伍的方法降低它的毒副反应，提高患者的交感神经活性，从而控制乳腺肿瘤。我们还用山莨菪碱阻滞胆碱能神经，发现也能够抑制乳腺癌细胞的生长，也能够诱导乳腺癌细胞的凋亡。麻黄碱通过 β 肾上腺素受体兴奋交感神经，提高乳腺癌细胞里的 cAMP 的浓度，纠正 cAMP 和 cGMP 的比例，进而抑制乳腺癌肿瘤细胞的生长。但是，现代研究报告，认为肾上腺素有促癌作用，发现肾上腺素可以促进前列腺癌的转移，为什么还能用肾上腺素来治疗肿瘤呢？因为中医的肿瘤有热性肿瘤，有寒性肿瘤，热性肿瘤用肾上腺素就是可以促癌的，寒性肿瘤用肾上腺素就是抑癌的。有的肿瘤表现为热，有的肿瘤表现为一团冰，冰该用火，火该用冰，中医是有寒热观的。

另一个是遗传信息，因为肿瘤是一个基因病，它有基因的突变与基因的表达异常。我们讲过 BRCA1 和 BRCA2 基因，BRCA1 和 BRCA2 这两个基因有突变的人，发生乳腺癌的概率是 50%～85%，发生卵巢癌的概率是 10%～45%，发生胰腺癌的概率是 15%～20%。

如果来了个乳腺癌患者，作为肿瘤医生，我们要问问下面这些问题：她家里有没有人发生过肿瘤？她这个家族里面有没有乳腺癌，有没有卵巢癌，有没有胰腺癌，她的姐妹有没有乳腺增生，分级是几级，有没有可能发生乳腺癌，这是一个家族遗传病。如果来了个青年乳腺癌患者，首先要考虑让她做基因检测。

所以我们看待这些肿瘤，是要看到她的一个家族，看到她的过去，看到她的未来，而不是单纯摸个脉辨证。我们治疗一个乳腺癌患者，只活了三五年，但是实际上乳腺癌的生存期很长，她的爸爸得了胰腺癌，她的奶奶是卵巢癌，她的姑姑又是乳腺癌等，这些情况都要了解。

医生可以做的不仅仅是开一个方子，我们完全可以预防这个肿瘤，给患者做基因检测，看看这个家族是不是携带致病的遗传基因，她的妹妹有乳腺增生，可以让她定期地去检测，医生能做的有很多。

基因突变有体细胞的突变和胚细胞的突变。体细胞的突变是出生以后发生的突变，胚细胞的突变是遗传性的突变。如果患者做基因检测发现胚系的突变，那么这个突变是可以遗传的。胚系突变和肿瘤的关系更加的密切，确实需要关注，所以我们要学会看患者的基因检测报告。我曾经治过一个患者，一家9口人死了8个，大肠癌，这个患者十几岁就把大肠切了，只保留一个肛门，和小肠缝合起来。成年以后，那一小段肛门上又发生肠癌，转移了，腹腔也有，肝脏也有，一塌糊涂，然后找我治，我治不了。这个患者活了三四年最后也去世了。

肿瘤是一个细胞周期病，它的分裂增殖期的细胞多，分裂增殖的指标在免疫组化里面有 Ki-67。肿瘤细胞分裂期的细胞多就容易转移。什么叫增殖细胞比较多呢？S 期是合成期，M 期是分裂期，细胞开始增多，这是增殖、分裂活跃的细胞。G1 期，是增殖不活跃的细胞。

G0、G1 期的细胞，对治疗不敏感，用附子把这些细胞推到 M 期之后，肿瘤细胞就对诱导凋亡的这些药物比较敏感，温药促进细胞生长。温药能够改善人体的功能代谢，吃了温药以后患者各方面的情况会好一些，和温药促进细胞的分裂增殖有关系。所以阴疽可以用温药促进细胞的生长，人参也有这个作用，附子也有这个作用。

第一节 太少两感

重订507：少阴之为病，脉微细，但欲寐也。（281）

这是少阴病的提纲证，太湖学堂已经多次讲过了。交感神经活性不够，脉微，心脏输出量降低；但欲寐，交感神经活性不够，抑制性神经递质比较多，老想打瞌睡，精神不好，这种就是典型的太少两感证，中医传统方是麻黄附子甘草汤。它是功能性疾病，对过敏、咳嗽、哮喘、皮疹有效，但是肿瘤就治不好，因为它是调气化的方。

浑浑噩噩是少阴病的一个特点。患者老想打瞌睡，少阴病与太阴病的打瞌睡是不一样的，太阴病的患者睡醒了以后是清醒的，少阴病的患者怎么睡都是浑浑噩噩的，因为交感神经活性低，导致患者老想打瞌睡，这就是中医肾虚的一个特点；而且少阴病的人没有神，因为交感神经活性低，肾上腺皮质激素水平低，导致瞳孔小，就表现为没有神。

从另一个角度讲，少阴病的人神志很恍惚，有时候患者会觉得自己的神志都不能控制住身体，就像一个房子长期空着，自己不住就有人住，人就是个宅子，人身如传舍，舍就是宅子，《黄帝内经》叫作神光圆满，要是神光不圆满，元神就守不住宅子，就是神不守舍，这样就会容易出现一些疾病，很多肿瘤都有少阴病的特点。这部分内容也不在这次讨论的范围。

一、阳和汤

阳和汤（《外科证治全生集》）

治鹤膝风，贴骨疽，及一切阴疽。如治乳癖乳岩，加土贝母五钱。

麻黄　肉桂　姜炭　熟地　鹿角胶　生甘草　白芥子。

太少两感证复形质的方是阳和汤。治鹤膝风，贴骨疽及一切阴疽。

如治乳癖、乳岩，加土贝母五钱。什么叫作贴骨疽？一般结核冷脓肿就是贴骨疽，长在脊柱旁边，有的肿瘤也长在脊柱旁边，好多都属于是太少两感证，可以用阳和汤去治疗。阳和丸是由麻黄、肉桂、甘草这3个药组成的，就是把麻黄附子甘草汤中的附子换成了肉桂，为什么呢？因为桂枝、肉桂走表，而附子走里，一个单纯走下焦的，一个还能走上焦。阳和汤就是在麻黄、肉桂、甘草的基础上加了姜炭、熟地、鹿角胶，姜炭属于太阴，熟地属于少阴，三阴是递进关系，鹿角胶属少阴通督脉。白芥子化皮里膜外之痰，加土贝母，土贝母能增强处方的化痰作用，所以治疗乳腺癌是用阳和汤加土贝母。

这是王洪绪的方，这个方治疗乳腺癌很有效，尤其是受体阳性的乳腺癌。什么叫受体阳性呢？雌激素、孕激素受体阳性它才有效，因为熟地、鹿角胶它是升高雄激素的，鹿角胶里面都是鹿茸的雄激素，鹿的角是它的性征，鹿角里面含有大量的雄激素，雄激素水平越高，鹿角就长得越大越好看。这就和人的阴茎里面含有大量的雄激素是一样的，睾丸分泌雄激素，大量雄激素储存在阴茎里面，它的含量比较高。鹿的角就是受雄激素的影响，它就靠这个东西打架和吸引雌鹿，鹿角胶可以补充雄激素去对抗雌激素。

那为什么要用姜炭呢，三阴是递进关系，补肾的时候加一点温阳的姜炭，会增强补肾药的疗效。姜炭这个药可以延长乳腺癌的生存期，早期研究发现，它不是姜炭是干姜，可以延长乳腺癌的生存期。那干姜炒炭以后，辛的成分少了，温的程度增加了，炒炭以后的作用不仅是止血，温的特性更强，辛的作用弱了。这个时候不是要利用它辛的作用，而是利用它温补的作用来增强熟地、鹿角的补肾作用，利用它的补性，所以处方用了姜炭。

二、阳和散结汤

阳和散结汤（吴门验方）

蜜麻黄 9g　　肉桂 3g　　姜炭 6g　　甘草 6g　　鹿角霜 20g　　淫羊藿

30g 牛膝30g 瓜蒌30g 浙贝母30g 醋商陆9g 柏子仁30g 醋青皮9g 橘叶9g 川楝子6g 三七3g 蒲公英30g。

主治：乳腺占位。

加减：太湖方药研究阳和法。

阳和散结汤是这个阳和汤的一个变化。蜜麻黄可以用到3～30g，大剂量麻黄治乳腺癌效果好，一般用蜜制一下，因为生麻黄吃了心慌，尤其是肾虚的人，生麻黄拔肾，吃了生麻黄肾虚的患者心慌很严重。为什么要用3～30g蜜麻黄呢？要根据具体情况。还要配肉桂，一个是交感神经兴奋剂，一个是镇静剂，取决于这个人是交感神经兴奋不足还是交感神经太兴奋不睡觉，这个使用很复杂。具体可以学习一路健康 App 上阳和法的具体内容，讲了很多加减法。

温：蜜麻黄 姜炭 甘草（太少两感，土能盖火：甘草）。

补：鹿角霜 淫羊藿 牛膝（三阴递进：姜炭、淫羊藿、橘叶；重阴；通督还阳：鹿角霜、淫羊藿；有乳无经：牛膝）。

气：醋青皮 橘叶（边缘系统－下丘脑－性腺）

血：三七

痰：瓜蒌 浙贝母 醋商陆（广明：瓜蒌、蒲公英）。

膻中：桂枝 甘草 柏子仁。

简单地说，温药麻黄、姜炭、甘草、肉桂，补药鹿角霜、淫羊藿、牛膝，理气药青皮、橘叶，活血药三七，化痰药瓜蒌、浙贝母、商陆。乳腺癌雌激素水平高，雄激素孕激素水平不够，我们叫重阴，吴门伤寒阴阳易的课叫重阴。既然是重阴就要通督脉、还阳气。鹿角霜通督，淫羊藿还阳。

乳腺癌的病理产物气、血、痰、火。痞坚之下，必有伏阳。理气用醋青皮、橘叶。乳腺癌特别强调理气，边缘系统属于肝，能够作用于下丘脑－垂体－性腺，影响乳腺的分泌，影响激素的分泌，从而影响乳腺。女性和老公吵架容易导致乳房胀痛，月经延迟。这就是通过边缘系统影响下丘脑－垂体－性腺，进而影响乳腺的表现。阳和散结汤用青皮、橘叶来理气。血，用三七活血；痰，用瓜蒌、浙贝母、醋商陆来化痰，选瓜蒌是因为瓜蒌能通大便。前曰广明，要用能够入阳明经的药，蒲公英清热通阳明；效果不好再加漏芦，这也是入阳明经的药，因为它长在前胸，"内经发挥·阴阳"这门课讲了，前曰广明，太阴和阳明合起来是广明。温太阴用甘草干姜汤，通阳明用瓜蒌、蒲公英、漏芦，泻火用蒲公英。温与补治脏腑功能的紊乱。蒲公英是治疗乳腺癌的一个专药，还有的用牛黄就是西黄丸，阳和汤和西黄丸一起用，王洪绪就这么用的，可以思考这样用的道理。

重订337：妇人乳中虚，烦乱，呕逆，安中益气，竹皮大丸主之。（《金匮要略·妇人产后病》）

竹皮大丸

生竹茹二分　石膏二分　桂枝一分　甘草七分　白薇一分。

上五味，末之，枣肉和丸弹子大，以饮服一丸，日三夜二服。有热者倍白薇，烦喘者加柏实一分【安中】

《神农本草经》：柏实，味甘平，主惊悸，安五脏，益气。

柏子仁在这里起什么作用？柏子仁它是一个治疗心脏的药物，乳腺癌多心悸，那心悸为什么选柏子仁呢？柏子仁能够治疗乳腺癌，其他的就没用。

阳和汤：蜜麻黄　姜炭　甘草　鹿角霜。
二仙汤：淫羊藿　仙茅。
通经汤（吴门验方）：牛膝　麦芽。
化肝煎：醋青皮　浙贝母。

逍遥蒌贝散：浙贝母　瓜蒌。

竹皮大丸：桂枝　甘草　柏实（蒲公英）。

阳和散结汤这个方，把阳和汤、二仙汤、通经汤、化肝煎、逍遥蒌贝散、竹皮大丸这些方都用进去了。这个方是我们使用了现代研究，长期随访我们的乳腺癌患者，寻找究竟哪些药在影响着乳腺癌的预后。那么最后我们找出了它的机制，这些药物是怎么样影响这些信号通路，最后抑制了乳腺癌，发挥它治疗的疗效。所以大家说，学中医还是需要做现代研究，要不做现代研究，是不可能大规模地治好肿瘤的，因为你没有深刻认识到背后的机制。

徐某，乳腺癌术后化疗后7年，TPSA升高，反复尿路感染，阴痒。

阳和汤合五味消毒饮。

测序：HGF 突变。

打靶（靶向用药）：麻黄　蛇床子

举个不能重复的例子。TPSA 和乳腺癌的长期预后有关系，它是乳腺癌复发的一个指标。当术后 TPSA 升高，这样的患者容易复发。现在症状是反复尿路感染，阴痒，即会阴部瘙痒。那我刚开始给她治的话，我就是阳和汤合五味消毒饮，阳和汤治疗乳腺癌，五味消毒饮治疗尿路感染、阴痒。为什么选五味消毒饮呢？五味消毒饮的那些药有清肝疏肝的作用，天葵子、蒲公英都是抗乳腺癌的药物，治疗乳腺炎、乳腺癌、乳腺增生。但是不见效，我们就给她做了一个基因测序，发现 HGF 突变，这个 HGF 突变，是肝细胞生长因子的突变，在中药中去找有抑制作用的中药是麻黄和蛇床子。我就给她开麻黄、蛇床子、炙甘草，加上蒲公英等，就这几个药，吃上药，第一个月 TPSA 很快就下去了，下降到正常了。蛇床子是中医治疗阳痿的，和鹿角霜、淫羊藿一样，可以升高雄激素，但是鹿角霜、淫羊藿对这个患者就是没有效。为什么呢？因为蛇床子能够治疗尿路感染，治疗阴痒。它还是这个阳和汤，不外乎把鹿角霜换成了蛇床子。《金匮要略》上提到了蛇床子，我自己也没学到那么高的水平，所以我初诊还是犯了错误。这是阳和汤，太少两感证形质病的方。

第二节　少阴寒化

一、紫石寒食散

紫石寒食散

治伤寒令愈不复，紫石寒食散方。（见《千金翼方》）

紫石英　白石英　赤石脂　钟乳（碓炼）　瓜蒌根　防风　桔梗　文蛤　鬼臼（各十分）　太乙余粮（十分，烧）　干姜　附子（炮，去皮）　桂枝（去皮，各四分）。

上十三味，杵为散，酒服方寸匕。

主治：小细胞肺癌，阻塞性肺炎。

什么叫治伤寒令愈不复呢？就是患者莫名原因地咳嗽，好了以后又咳，过几天又咳，前两次都有效了，这几次最后患者不见效了，咳出来都是血。这是肺癌，它描述了一个典型的小细胞肺癌、阻塞性肺炎的一个症状。为什么是小细胞肺癌呢？因为这个方有鬼臼，可以治疗小细胞肺癌。

紫石英　白石英　赤石脂　钟乳　太乙余粮：形质损伤。

防风　桔梗：外感（套路）。

鬼臼（各十分）　瓜蒌根　文蛤：毒。

干姜　附子（炮，去皮）　桂枝（去皮，各四分）：正气。

第一组药：紫石英、白石英、赤石脂、钟乳、太乙余粮，这些是复形质的药，这些药治疗肺癌，我也常用，尤其是紫石英，白石英、赤石脂、钟乳石没有，药房不备这些药也开不了，我一般紫石英用30g，这组药复形质的，这是肺病复形质的药，这些药走肺。

第二组药：防风、桔梗，用防风、桔梗升阳散火，侯氏黑散也用防风、桔梗升阳散火，火郁发之。张仲景的大方都这么配。

第三组药：鬼臼、天花粉、文蛤，治肿瘤的，其中最关键的药就是鬼臼。

然后干姜、附子、桂枝，是温补的办法，泽漆汤这个方是在太阴，它用党参、干姜、桂枝，小细胞肺癌是在少阴，所以它的用药是附子、干姜、桂枝。这个方和非小细胞肺癌的特点就是，一个使用党参，一个使用附子，干姜、桂枝扶正都一样。泽漆汤，泽漆是抗癌的主药，它是用泽漆、白前、紫参，而紫石寒食散是用鬼臼、天花粉、文蛤。紫石寒食散用防风、桔梗升阳散火，泽漆汤用的是黄芩，治伏阳。泽漆汤多了半夏、生姜，主要是泽漆吃多了呕吐反应很严重，而紫石寒食散多了复形质的紫石英、白石英、赤石脂、钟乳、太乙余粮。很多肺的形质损伤，肺气肿也可以用，是一个道理。

鬼臼里面含足叶乙甙，它是个抗癌药，这些抗癌药是可以导致肿瘤的，不要动不动就用这些抗癌药给患者吃，"伤寒令愈不复"，说的是小细胞癌导致的阻塞性肺炎，真是一个普通的感冒，鬼臼是不能用的，这些大毒的药人吃了有很大伤害。总的来说，有肿瘤和没肿瘤不一样。没肿瘤是不能用化疗药物的，鬼臼就是化疗药，它里面的足叶乙甙就是个化疗药。所以就说张仲景的方，要真正去理解他的规律。

现在不用鬼臼，现代医学有足叶乙甙，有依托泊苷（VP-16），就是全身化疗，这边化疗，这边可以口服中药。这样效果大大增强，何必还用这种很传统的方式？小细胞肺癌会使用以VP-16为基础的化疗方案，同时可以口服中药。鬼臼产地不一样，采摘季节不一样，足叶乙甙的含量也不一样，化疗药的窗口很小，需要精确控制剂量才能取得很好的疗效，西医是要去计算的。古人是没办法，没有静脉的化疗，只能够用饮片。时代在进步，我们要取得好的疗效，已经从鬼臼里面提取出足叶乙甙，而且它的使用方法很成熟，它的剂量，使用方法，包括它的毒性反应，都非常成熟。西医在给药方面，已经形成了一个科学系统，可以严密的、可以监控的、可以判断疗效的、可以很准确判断它的不良反应的一整套的体系，西医搭建出来了，中医跟着走就可以了。为什么还要去用鬼臼呢？同样的道理，比如说砒霜治疗早幼粒白血病，M3 型白血病，古方用雄黄，都是砷制剂。现代砒霜已经做成了静脉注射液，10mg 一支，它的疗效、它的毒性反应该如何处理，西医已经把它做得来非常规范和完善了，那你为什么还要用口服的办法呢？

二、瓜蒌瞿麦丸

下面讲阳虚夹饮证。

重订 609：小便不利者，有水气，其人苦渴，瓜蒌瞿麦丸主之。（《金匮要略·消渴小便不利淋病》）

瓜蒌瞿麦丸

瓜蒌根二两　茯苓　薯蓣各三两　附子一枚，炮　瞿麦一两。

上五味，末之，炼蜜丸梧子大，饮服三丸，日三服，不知，增至七八丸，以小便利，腹中温为知。

少阴阳虚夹饮一般代表方是真武汤，真武汤是调气化的方，我们真正治疗下焦肿瘤的方，阳虚夹饮用的是瓜蒌瞿麦丸。瓜蒌瞿麦丸和真武汤有点区别，两个方都用附子、茯苓，瓜蒌瞿麦丸用了天花粉（瓜蒌根）、瞿麦是复形质的、抗肿瘤的，加了一个补药薯蓣，就是把真武汤和金匮肾气丸合起来了，用来治疗泌尿系统和生殖系统的肿瘤，属于阳虚夹饮的卵巢癌、膀胱癌、子宫内膜癌、前列腺癌这类的肿瘤，属于少阴病的，它很有效。前列腺癌也是阳虚夹饮，因为患者排尿困难。膀胱癌阳虚夹饮，膀胱癌有气虚的，也有阳虚的，也会出现排尿困难。子宫内膜癌晚期常伴有腹水，也会见到阳虚夹饮。肾癌阳虚的多，气虚的少。肾是脏，膀胱是腑，肾癌肾阳不足的多。

三、真武汤

重订606：少阴病，二三日不已，至四五日，腹痛、小便不利，四肢沉重疼痛，自下利者，此为有水气。其人或咳，或小便利，或下利，或呕者，真武汤主之。（316）

真武汤

茯苓　芍药　生姜各三两（切）　白术二两　附子一枚（炮，去皮，破八片）。

上五味。以水八升。煮取三升。去滓。温服七合。日三服。

若咳者，加五味子半升，细辛一两，干姜一两；若小便利者，去茯苓；若下利者，去芍药，加干姜二两；若呕者，去附子，加生姜，足前为半斤。

真武汤一般是治疗功能性疾病的，一般不用来治疗下焦的阳虚的器质性的疾病。真武汤里有芍药，芍药对生殖系统的肿瘤有效，芍药能够作用于卵巢，作用于子宫，调经经常用它，所以对卵巢癌，阳虚饮盛用真武汤，缓解一下病情，可以再用瓜蒌瞿麦丸。天花粉能够抗雌激素，所以它能够治子宫内膜增生，也可以治疗卵巢癌、子宫内膜癌。

卵巢癌，雌激素、孕激素受体阳性的，也可以不选瓜蒌瞿麦丸；雌激素受体阴性的，也可以不选真武汤。就是说，真武汤可以用于泌尿生殖系统的肿瘤，它温阳化饮的作用比瓜蒌瞿麦丸更强。瓜蒌瞿麦丸有抗肿瘤的药，又有补肾的药，比真武汤作用要缓一些，但是补性要大一些。如果是肾癌基本我就选瓜蒌瞿麦丸，不会选真武汤。卵巢癌阳虚夹饮比较重，有的甚至一肚子都是水，那我就会用到真武汤，如果雌激素、孕激素受体阳性的，我也会选择瓜蒌瞿麦丸。

四、实脾饮

实脾饮（《严氏济生方》）

附子　白术　茯苓　干姜　甘草（干姜易生姜，加芍药）　厚朴　草果　槟榔　木瓜　木香。

治疗：卵巢癌伴腹胀、腹水。

真武汤加草果、槟榔、厚朴就是实脾饮。第一个是用来治疗有大量腹水的卵巢癌，之前讲过大黄甘遂汤治大量腹水，那是通过阳明去下。第二个就是去温，温阳化饮，"病痰饮者，当以温药和之"，治疗卵巢癌的腹水，就是实脾饮。草果、槟榔、厚朴这3个药是调三焦气机的，就可以取得比较明显的疗效。

五、牡蛎泽泻散

重订699：大病瘥后，从腰以下有水气者，牡蛎泽泻散主之。（395）

牡蛎泽泻散

牡蛎（熬）　泽泻　蜀漆（暖水洗去腥）　葶苈子（熬）　商陆根（熬）　海藻（洗去咸）　瓜蒌根各等分。

上七味，异捣，下筛为散，更于臼中治之。白饮和服方寸匕，日三服。小便利，止后服。

这个是我在肿瘤上非常常用的一个方，牡蛎泽泻散，包括治痔疮，我都会用到牡蛎泽泻散。

六、小金丹

小金丹（《外科证治全生集》）

乳香七钱五分（净末），没药七钱五分，麝香三钱，草乌一两五钱，五灵脂一两五钱，地龙一两五钱，归身七钱五分，木鳖一两五钱（制末），白胶香一两五钱，墨炭一钱二分（陈年锭子墨，略烧存性，研用）。

没药有抗雌激素的作用，乳香拮抗 HSP90，两者是分子伴侣，用中医的话来讲就是增效，增强没药的疗效。所以这个方能够治疗乳腺癌。因为痞坚之下必有伏阳，把犀黄丸里面的牛黄改成了治本的乌头、草乌。"瘤者留也"，就用麝香。所以小金丹就是犀黄丸把牛黄换乌头，用草乌也可以用川乌。王洪绪原书告诉患者既吃阳和汤，又吃犀黄丸，阳和汤补肾阳，犀黄丸清热，阳虚还有热，痞坚之下必有伏阳，既用小金丹也用犀黄丸。

乳腺癌的患者用牛黄有效，因为局部有热；用乌头也有效，因为全身有寒。乳腺癌的患者不是寒热错杂才既用乌头又用牛黄，很多患者看不到热象，仅是看她的舌苔、脉象，看不到热象。为什么犀黄丸可以合小金丹呢？这个是王洪绪的方，其实呢，小金丹就是犀黄丸去牛黄加乌头，又用了些针对乳腺癌的药，五灵脂、地龙这些对抗肿瘤有效。因为乳腺癌容易局部溃烂，五灵脂、地龙化浊气，木鳖子止痛，因为病到后期，破溃之前侵犯神经，会导致疼痛，草乌配木鳖子止痛。当归活血抗炎。墨炭是过去的锭墨，用来治疗乳腺癌，可以化浊。

七、醒消丸

比较

（1）犀黄丸：清——牛黄。

（2）小金丹：温——草乌。

（3）醒消丸：攻（毒）——雄黄（痈疽肿毒，坚硬疼痛）。

醒消丸的特点就是用雄黄去配牛黄，雄黄治痈疽肿毒，坚硬疼痛。治疗痈证雄黄有效，雄黄性温，但是它又治疗热毒的痈证效果好。雄黄可以治疗白血病，雌激素是活化免疫细胞的，乳香、没药有抗雌激素的作用，对免疫系统有抑制作用，所以活血药耗气，它抑制免疫，但是对白血病正好合适。然后用了牛黄、麝香，用雄黄治疗白血病。白血病常常有热，可以配点牛黄，也可以配小金丹，这个就叫作醒消丸。这些都是常用的方，犀黄丸、小金丹、醒消丸，外科有很多丹药，外科很多的方都可以用来治疗肿瘤。

八、阳和解凝膏

阳和解凝膏（《外科证治全生集》）

生川乌　生草乌　生附子　桂枝　肉桂　续断　大黄　川芎　当归　赤芍　地龙　僵蚕　五灵脂　乳香　没药　白芷　白蔹　白及　防风　荆芥　牛蒡草　凤仙透骨草　木香　香橼　陈皮　苏合香　人工麝香。

阳和解凝膏是用来贴乳腺增生和乳腺癌的。阳和解凝膏外贴见效快，但是它有两个问题，第一，乳房皮肤很嫩，贴了以后有人过敏，患者受不了。第二，局部贴了以后色素沉着，局部贴膏药的地方，皮肤颜色比周围皮肤颜色要深，其实过一段时间也会变白，但是患者受不了。

阳和解凝膏是小金丹的加味，加强小金丹活血的作用，加了川芎、当归、赤芍，地龙配了僵蚕，就是把小金丹的处方加强了。后面加了大黄、白芷、白及、防风、荆芥、牛蒡子、凤仙透骨草，这几个药是抗过敏的，然后加木香、香橼、陈皮、苏合香、麝香，这些是透皮的。

九、苦参汤、蛇床子散

重订 563：蚀于下部则咽干，苦参汤洗之。（《金匮要略·百合狐惑阴阳毒病》）

【此少阴热化阴痒、阴疮、带下外治法。】

苦参汤方

苦参一升，以水一斗，煎取七升，去滓，熏洗，日三服。

重订 619：蛇床子散方：温阴中坐药。（《金匮要略·妇人杂病》）

蛇床子散

蛇床子仁

上一味，末之，以白粉少许，和令相得，如枣大，绵裹纳之，自然温。

女性雄激素水平高才不会阴寒，蛇床子散可以升高雄激素，治疗男性阳痿、女性性冷淡。蛇床子散又能够杀虫，治疗阴痒、阴寒、阴疮、带下这些病。还有个杀虫的药，中医常用的是苦参，苦参偏凉，蛇床子偏温，不行两个一起用。不在乎它温与凉，我经常就是蛇床子配苦参用，效果增强。这两个药杀虫也抗肿瘤，主要治疗泌尿生殖系统的肿瘤。

十、青娥丸

青娥丸（《太平惠民和剂局方》）

胡桃肉　补骨脂　杜仲皮。

青娥：古代指美少女。

同样少阴的补肾药还有一个青娥丸。娥就指少女的意思，青就是说少女喜欢用青黛去描眉，青娥古代指美少女，青娥丸吃了以后会让人变得更年轻，它是一个抗衰老的方。因为补骨脂素能够促进雌激素的分泌，所以乳腺癌慎用青娥丸，除非激素受体阴性的。同样是补肾阳，选补骨脂、淫羊藿还是选蛇床子是不一样的。中医如果完全不具备西医知识那是有问题的，乳腺癌抗内分泌治疗，用药物拮抗雌激素，雌激素能够刺激骨骼的代谢，促进钙的沉着，一拮抗雌激素患者就腰酸腿痛，医生首先想到的就是青娥丸，一用就有效，因为补骨脂治疗腰酸腿痛，提高雌激素水平就治好了，但是患者在抗雌激素治疗，因为抗雌激素治疗出现了副作用，医生又给她补充雌激素，这就有问题。要促进骨骼的代谢，淫羊藿也可以，也可以通过升高雄激素水平促进骨骼代谢，所以一定要知道疾病背后内分泌的机制。"妇科肿瘤六经辨证法"这门课专门讲了妇科肿瘤的内分泌治疗，大家可以去听。

十一、洞天救苦丹

洞天救苦丹（《外科证治全生集》）

治一应久烂不堪，并瘰疬、乳痈、乳岩溃烂不堪者。

有子蜂窠（露天者佳）　尖鼠粪　楝树子（立冬后者佳）　青皮（各等分）。

炙研细末，每服三钱，陈酒送下，隔二日再服，愈。

王洪绪还有一个治疗乳腺癌溃烂的方，叫洞天救苦丹，它用有子蜂巢、尖鼠粪（鼠矢）、青皮、楝树子（川楝子），治疗乳腺癌，或者说是治瘰疬，就是颈部肿瘤溃烂了。蜂巢中医用来治阳痿，提高雄激素水平，有子的效果好，就是蜂巢里还有蜂蛹；然后用了一个化浊的药叫鼠矢，尖者就是两头尖的鼠矢，其实真的就是老鼠屎，能够化浊。现在找不到了，可以用蚕沙、五灵脂或者地龙，都有效，鼠矢的化浊作用强，毒性大。川楝子就是生产于四川的楝树的果实，所以叫川楝子，立冬以后的川楝子效果最好，因为立冬以后药物的有效成分都在果实里。这个方要注意，每服三钱，陈酒送服，三钱就是 10g，用酒送增强它活血的作用，服后要隔 2 日再服，因为蜂巢没有制过，生的蜂巢有毒，可以引起肾功能衰竭。鼠矢有毒，川楝子有毒，川楝子是打成粉末，毒性大。这个方用来治疗乳腺癌的破溃，瘰疬的破溃。洞天救苦丹，核心就是温肾阳提高雄激素水平，加上化毒的药，那些化毒的药本身就有毒，所以这个方有毒，服后需要隔 2 日再服。

　　从补少阴肾的角度上讲，医生治疗生殖内分泌肿瘤一定要知道自己开的中药起什么作用。举个例子，前列腺癌会出现腰酸腿痛等肾虚的症状，我们选补骨脂还是用淫羊藿？如果前列腺癌选淫羊藿，就是在杀人。什么是淫羊藿？牧民养羊，羊到了发情的季节，公羊就要去找母羊，生产小羊，牧民就把淫羊藿熬水，让羊喝，喝完以后，生产更多的小羊。因为淫羊藿能升高雄激素水平，雄激素水平上来了，促进精液的分泌，精液储存在精囊中，精囊的精液储存的多了，就会压迫阴茎根导致勃起，勃起了就要水满则溢，遗精就是这个道理。精液一方面在分泌，一方面在吸收，人年轻的时候是分泌大于吸收，就可以把精囊给填满，压迫阴茎根就可以勃起，过了 30 岁以后吸收大于分泌，精囊就永远不满，所以就不遗精了。淫羊藿吃了以后可升高雄激素水平，促进精液和精子的分泌。但是前列腺癌患者不能用，前列腺癌患者用了淫羊藿，升高雄激素，这个治疗就有问题；如果乳腺癌患者用了补骨脂，补充雌激素，改善腰酸腿痛，如果患者雌激素受体阳性，这也有问题。所以，乳腺癌的肾虚应该选淫羊藿，前列腺癌肾虚应该选补骨脂。男科用青娥丸是治疗前列腺癌，女科用二仙汤是治疗乳腺癌，很多乳腺癌患者实际上性欲是下降的，雄激素水平偏低。如果这些知识都不知道，怎么去治生殖内分泌肿瘤？根据中医的辨证，其实很多时候用药是有问题的，虽然症状改善，乳腺癌经过内分泌治疗，腰酸腿疼一吃青娥丸，症状就改善，但过两年患者因疾病进展死亡，你说你是不是在杀人？！

　　所以一定要知道中药背后的机制，比如独活寄生汤是可以治疗如卵巢癌这类的恶性肿瘤的，因为独活对卵巢癌有效。但是有一小部分雌激素、孕激素受体阳性的卵巢癌，独活含有补骨脂乙素，它为什么治疗腰痛效果好，走下焦呢？就因为它含有补骨脂乙素，吃了以后增强骨代谢，所以可以治疗腰痛。如果这个卵巢癌患者雌激素、孕激素受体阳性，用独活去改善她腰酸腿痛的症状，肿瘤治不好。前列腺癌也经常出现腰酸腿痛，用独活寄生汤就好，独活含有的补骨脂乙素和补骨脂的有效成分类似，可以拮抗雄激素，所以说肿瘤的复杂性就在这里，要真正去弄懂背后的机制。

十二、小活络丹

　　小活络丹（《太平惠民和剂局方》）

　　制川乌、制草乌、制南星、地龙各六两（各180g），乳香、没药各二两二钱（各66g）。

　　还有一个方在肿瘤科常用，小活络丹和小金丹区别不大，都是乌头加乳香、没药，小活络丹多了一个化痰的天南星。天南星，也可以用制南星，但是我常用胆南星，或者制南星15g，胆南星15g，抗肿瘤作用强的是生南星，这是诀窍。小金丹不外乎有当归、木香配乌头止痛，五灵脂增强地龙的化浊作用，还有陈墨、白胶香化浊，天南星能止痛，如果疼痛剧烈，加麝香、木鳖子，所以这些方万变不离其宗。

十三、三生饮

　　三生饮（《太平惠民和剂局方》）

　　南星（生用）一两，木香一分，川乌（生，去皮）、附子（生，去皮），各半两。

治疗阳虚型胃癌的代表方为三生饮。三生饮，我父亲最常用。这方里的生乌头、生附子一定要注意煎煮法，先煎两小时，从水开了开始计时，两小时之内不能歇火，要用两个炉子，一个炉子煎药，一个炉子烧水，两小时一直持续地熬，让它沸腾，明显的沸腾就是咕咕冒泡，不要用小火，用大火，这边药水一少了，那边炉子上烧着开水就倒进来，不能用冷水，用冷水药会还原成乌头碱，先煎附子、乌头本来是要把乌头碱水解掉的，如果还原成乌头碱则毒性大，所以用开水不停地往这边加水，持续地沸腾两小时。用生川乌、生附子，加生南星、生半夏。其中的木香起什么作用呢？木香辛香走窜，能够增强半夏、南星的作用。这个方治胃癌，如果没有肿瘤学的知识，阳虚型的胃癌选用附子理中丸，辨证没错，但是效果不好，因为附子单用促进肿瘤的生长。如果没有受过肿瘤学的训练，就会开附子理中丸，患者表现出脾肾阳虚的症状，不能吃冷东西，手脚冰凉，脉搏没有力气，脉沉无力，脉微细，又腹泻，怎么不该用附子理中丸？因为胃癌患者的脉搏是个动脉，六部不滑，右关独滑，滑必有痰，用附子理中丸就有问题。

十四、玉真散

玉真散（《外科正宗》）
天南星、防风、白芷、天麻、羌活、白附子各等分。

如果痰在上焦，在头，就可以用玉真散。玉真散其实就是前面这4个药，后面的白芷、羌活可以不要。生南星30g，防风10g，白附子6g，天麻30g。一定要记住，白附子是可以中毒的，白附子中毒会抽搐，解毒的专药就是防风，防风可以解白附子的毒，所以玉真散里面用防风是非常考究的。天麻用30g，没问题。生南星30g，生南星我一般不用30g，我用制南星，药房没有生南星，一般用生南星很少超过15g，没用到过这么大量。制白附子用到6～10g都可以，防风用到10g。治疗头部肿瘤风痰上扰。便秘怎么办？礞石、大黄、黄芩攻下。附子配南星，就是曾老师的星附汤。

十五、二加龙骨汤

重订503：脉极虚芤迟，为清谷，亡血，失精。脉得诸芤动微紧，男子失精，女子梦交，桂枝加龙骨牡蛎汤主之。（《金匮要略·血痹虚劳病》）

《小品方》云：虚羸浮热汗出者，除桂枝加白薇三分、炮附子三分，故曰二加龙骨汤。

另外还有一个少阴阳虚与肿瘤有关系的方叫二加龙骨汤。什么叫作虚羸浮热汗出？虚羸它是一个虚劳，发烧、出汗。这个发烧、出汗，如果在淋巴系统肿瘤，中医认为是失荣导致虚劳，伴有发热、汗出，发烧是淋巴瘤活跃的一个指征。淋巴瘤的内伤发热就是二加龙骨汤证，张仲景的书里面有很多肿瘤的描述，但是很多人都读不懂。

第三节　少阴热化

前面我们讲了少阴寒化证，需要温阳，现在讲少阴热化证。

一、猪苓汤

重订567：少阴病，下利六七日，咳而呕渴，心烦不得眠者，猪苓汤主之。（319）

五苓散去桂枝、白术，加阿胶、滑石，就是猪苓汤。加阿胶，血虚阿胶养血，这人的脉一定很芤，又呕吐又血虚，脉又芤，打完化疗以后白细胞减少，脉就芤，白细胞、红细胞、血小板都可能减少，血虚了。同时打完化疗以后出现恶心、呕吐，血象低伴有恶心呕吐，常用猪苓汤，可减轻化疗的毒副反应。化疗以后，患者出现恶心呕吐、血象降低、红细胞减少，而且舌苔偏热象的代表方就是猪苓汤，可以治疗这种化疗的毒性反应，效果非常好。

化疗后夹饮的呕吐，有寒证。寒证是五苓散，热证是猪苓汤，化疗反应后夹饮的呕吐用甘露消毒丹是无效的，或者效果不好。这种夹饮的呕吐是吐水，化疗打完以后，呕吐出来的都是水，这个就叫有饮邪，夹饮，就是五苓散证，它吐出来的都是胃液、消化液，喝水吐水，他不吐饭，吐一盆水出来，这就是夹饮，饮证。代表方就是五苓散，寒化的五苓散，热化的猪苓汤，血虚的猪苓汤。五苓散治疗的症状很复杂，我们在前面也给大家讲了一些，五苓散和猪苓汤是对方，我可以给大家多讲一点。其实讲得越多越不利于大家学习，讲得太多，知识太琐碎，框架搭不起来。但是讲得少如果不思考，就想不到。比如说五苓散，它是可以治疗肺癌的。我们治疗肺癌的方子就是开泽漆汤，一个患者开泽漆汤，两个患者开泽漆汤，3个患者开泽漆汤。但是我的泽漆汤把桂枝变附子，它就成了紫石寒食散。桂枝加白术、茯苓、猪苓，就成了五苓散。那个泽漆汤我的变化很少，不同的患者就换那么两三个药，但是有人就完全没有看懂我在干什么。

小细胞肺癌（SCLC）可以导致抗利尿激素分泌异常。

抗利尿激素分泌失调综合征（SIADH）：厌食、恶心、呕吐等水中毒症状，还可伴有逐渐加重的神经并发症。其特征是低钠（血清钠 <135mmol/L），低渗（血浆渗透压 <280mOsm/kg）。

五苓散为什么能够治疗肺癌？小细胞肺癌可以出现抗利尿激素分泌异常。抗利尿激素分泌多了，就尿少，小便不利。尿少以后，体内的水分就会多，体内水分多了，就会发生水中毒。什么是水中毒呢？它的症状就是恶心、呕吐、厌食、吐水。当然，严重的吐水，轻症可以不吐水。如果进一步水中毒，就可以出现神经系统的并发症，甚至会出现精神异常。此时，查患者的电解质，就是低钠、低渗。为什么低钠？稀释性低钠，水多了就低钠。低钠是由于低渗引起的。水多就低渗，低渗就会出现稀释性低钠，患者就会出现厌食、恶心、呕吐、水中毒的症状，这个就是小细胞肺癌的癌细胞分泌抗利尿激素。这种小细胞肺癌的代表方就是柴苓汤，柴苓汤就是五苓散和小柴胡汤，"上焦得通，津液得下，胃气因和"。那为什么用柴苓汤不用五苓散呢，他的这种恶心、不想吃东西，除了用五苓散，还需要疏达少阳三焦。三焦为液道，他上焦不通，肺上长癌了，什么是癌，瘤者留也，癌堵在那儿形成阻塞性肺炎，导致上焦不通。津液不下，就是小便少，津液为什么不到膀胱变成尿出去呢？它上焦的肺癌分泌的抗利尿激素，津液不能到肾、到膀胱排出去。体内水多了，就水中毒，出现恶心、呕吐、胃气不和，所以小柴胡汤能治疗这种病，合上五苓散，叫柴苓汤。

上焦为什么不通？肺上有肿瘤形成阻塞性肺炎，它不通，会导致咳嗽，这就是上焦的病。肺癌，发生上焦不通，它分泌抗利尿激素，血液中的水分就不能下行到肾脏和膀胱，不能分泌尿液，变成尿排出去，体内水多了患者就恶心、呕吐，不想吃东西，胃气不和，这就是小柴胡汤的原文。我开柴苓汤治疗肺癌有效，你开柴苓汤治疗肺癌就没效，是因为你认识不到这种类型的肺癌，为什么我前面没给大家讲呢？知识太琐碎了。讲太多，越讲越糊涂，但是不讲有人就永远不思考。

二、宣清导浊汤

湿温久羁，三焦弥漫，神昏窍阻，少腹硬满，大便不下，宣清导浊汤主之。（《温病条辨》）

宣清导浊汤（苦辛淡法）

猪苓（五钱）   茯苓（六钱）   寒水石（六钱）   蚕沙（四钱）   皂

荚子（去皮，三钱）。

水五杯，煮成两杯，分二次服，以大便通快为度。

【用猪苓、茯苓、寒水石、蚕沙、皂荚子。猪苓汤去阿胶之养阴血，加蚕沙、皂荚子化浊。蚕沙为蚕粪，以浊化浊；皂荚子除污垢，尤擅化浊气。】

热化证还有个证，宣清导浊汤就是猪苓、茯苓、寒水石，把滑石变成寒水石，加了蚕沙、皂荚子，去阿胶养阴血，加蚕沙、皂荚子化浊。这个方用来治疗结直肠癌的便秘兼见舌苔厚腻，有一定效果，蚕沙、皂荚子化浊。如果便秘是因为肠梗阻导致的，需要手术解决。少腹硬满，大便不下，如果那个硬的东西完全是肿瘤，整个肠子完全给堵死了，宣清导浊汤就不好使，那个时候要造瘘，做手术，因为中医治疗肿瘤是需要时间的。宣清导浊汤是一个治疗肿瘤的方。

三、狼牙汤

重订620：少阴脉滑而数者，阴中即生疮，阴中蚀疮烂者，狼牙汤洗之。（《金匮要略·妇人杂病》）

狼牙汤

狼牙（三两）

上一味，以水四升，煮取半升，以绵缠筋如茧，浸汤沥阴中，日四遍。

什么是野狼牙？不好说，谁也不知道。有的人说是狼的牙，说法很多，但是我们用仙鹤草有效，治阴道癌、宫颈癌，也就是阴中生疮。少阴脉，不光是尺脉，左手的尺脉长滑数，就有可能阴中生疮。阴中生疮，有良性的，有恶性的，宫颈癌、阴道癌，就是恶性的；也有良性的，长斑，宫颈糜烂。阴道里面有斑，斑就是一个一个的疙瘩，溃疡，是由于病毒感染，性病也叫阴中生疮。当然，因为很多病有缓解期，脉象没改变，洁身自好才是最安全的。

四、矾石丸

重订 621：妇人经水闭不利，脏坚癖不止，中有干血，下白物，矾石丸主之。（《金匮要略·妇人杂病》）

矾石丸方

矾石三分（烧）　杏仁一分。

上二味，末之，炼蜜和丸枣核大，纳脏中，剧者再纳之。

还有一个治疗宫颈癌的药，矾石丸，就是矾石和杏仁，可以局部塞，治疗宫颈癌。局部塞是中医外科学外用的一个方法，可以用矾石、杏仁，也可以用三品一条枪，治疗宫颈癌也有效。三品一条枪是外科方。局部用药不外乎砒霜、砒石、雄黄、天南星、莪术、矾石这些药。丹药从阴道塞进去，有局部腐蚀作用。但是有的药需要炼丹，有的药安全一点，比如大剂量用莪术，这些药局部用都有效。这个方法现在我不用了，因为在门诊根本没有办法使用，但它是有一定疗效的。

五、三才封髓丹

三才封髓丹（《卫生宝鉴》）

天门冬（去心）、熟地黄、人参（去芦）、黄柏、缩砂仁、甘草（炙）。

上药研为细末，水糊为丸，如梧桐子大。

少阴病还有一个代表方：三才封髓丹，用来治疗粒细胞白血病，血液系统肿瘤。粒细胞白血病有个特点，就是血液中含有大量的粒细胞，这种血液灌注到患者阴茎海绵体，导致阳强。阴茎勃起，就是中医讲的相火妄动，三才封髓丹有效，它是用天、地、人 3 个药来补肾，因为是白血病，肾虚用天门冬，不用麦门冬。因为天门冬走骨髓，古代本草对天门冬和麦门冬的描述不一样，天门冬能补肾填精，麦门冬只能养肺胃之阴，不走骨髓不补肾，所以选天门冬。简单地说，天门冬对白血病有效，是抗肿瘤的药；麦门冬改善症状可以，不走骨髓。砂仁、黄柏、甘草，泻相火；还可以加大青叶30g，大青叶凉肝，相火归肝经，换句话说，大青叶可以抗肿瘤。青黄散就用青黛，道理相同。

　　治疗慢性粒细胞白血病，我们办法很多，从六经入手，有时候用的药很平常，但治肿瘤效果好，因为把它的适应证抓住了。比如柴苓汤治肺癌效果很好，大部分肺癌无效，是因为你不知道什么样的肺癌可以用柴苓汤，柴苓汤可以治哪些肺癌。

　　在三才封髓丹里我讲过五制熟地黄，四制熟地黄是砂仁配熟地，童便配熟地。把熟地拿砂仁去炮制、拿童便去炮制，就是考虑具体情况下它的一些使用方法，因为三才封髓丹中，熟地剂量用得非常大，我自己门诊处方的时候可以开到300g，用300g熟地的时候，不炮制不行，患者吃了肚子胀，肚子痛，吃不下食物。童便使用一定要注意，童便里面含有性激素，童便一定是没有发育过的小孩的，中医叫8岁以前的小朋友，而且要满周岁以后，周岁之前是婴儿，他的尿里含有大量的雄激素，要注意，一般是3~7岁的小朋友。

六、消瘰丸

消瘰丸（《医学心悟》）

此方奇效，治愈者不可胜计。予亦刻方普送矣。

元参（蒸）　牡蛎（醋研）　贝母（去心蒸）各四两。

共为末，炼蜜为丸。每服三钱，开水下，日二服。

消瘰丸（《医学衷中参西录》）

牡蛎（十两）　生黄芪（四两）　三棱（二两）　莪术（二两）　朱血竭（一两）　生明乳香（一两）　生明没药（一两）　龙胆草（二

两）　玄参（三两）　浙贝母（二两）。

上药十味，共为细末，蜜丸桐子大。每服三钱，用海带五钱，洗净切丝，煎汤送下，日再服。

《医学心悟》消瘰丸，也是少阴经的药。元参走少阴经，可以抗肿瘤，消瘰丸这个方治疗上焦的肿瘤，也就是治疗头颈部的肿瘤，这个方有些效果，但是它力量比较弱，比较单一。《医学衷中参西录》消瘰丸增加了黄芪、三棱、莪术、乳香、没药，和消瘰丸一起使用。第一，黄芪配莪术，这是张锡纯的套路；第二，乳香、没药也擅长治头颈部肿瘤，这是王洪绪的套路；第三，也用了玄参、牡蛎、浙贝母，就是和消瘰丸一起使用，这是程钟龄的套路，他是3个套路合起来了。如果是甲状腺疾病，要加龙胆草，甲状腺疾病要走肝经，当然不一定非要加龙胆草，其实选择是很多的。

七、止血饮

止血饮（吴门验方）

仙鹤草30g　白茅根30g　地骨皮30g　侧柏叶30g　茜草30g　藕节10g　三七3g　地榆10g。

主治：出血。肿瘤出血加龙葵30g。

止血饮是用来干什么呢？化疗以后血小板减少，如果严重的血小板减少，脏器出血容易死人，要紧急给予处理。地骨皮有一个明显的升高血小板的作用，羊蹄根也升高血小板，还有花生衣这些药，最特异性的药就是地骨皮，用了地骨皮不容易出现严重的大出血。当严重血小板减少的时候，地骨皮必不可少，这是我们的绝活。在这个方的基础上去化裁。化疗以后有红细胞减少、白细胞减少、血小板减少，化疗引起的血小板减少，是因为化疗造成的造血干细胞损伤，是骨髓损伤，是中医认为的肾受到损伤，化疗引起的血象减少还可以灸气海、关元、神阙、血海，要灸透。什么叫要灸透呢？灸一次热几天，那就叫灸透了，我们一般灸都没把穴位灸透，所以效果就不明显，要把这个穴位彻底灸热，然后配上中药效果就明显，对这种化疗引起的血虚，应该以灸法为主。

第四节　少阴虚劳

一、六一煎

六一煎（吴门验方）

白术 30g　补骨脂 9g　木瓜 10g　牡蛎 30g　淫羊藿 30g　威灵仙 30g　皂角刺 15g　土鳖虫 3g　制南星 6g。

主治：骨刺或骨质疏松，如脚后跟痛等。脚痛加牛膝 30g，腰痛加葛根 30g。可入骨碎补、续断、狗脊等。

六一煎治骨转移，效果很好。白术能够削骨，能走骨，能够影响骨代谢，补骨脂、木瓜增强骨代谢，牡蛎补钙，骨转移缺钙，缺钙就会导致抽筋，木瓜就能治疗。仙灵脾，就是淫羊藿，淫羊藿中的黄酮增强骨代谢，如果有骨刺可用威灵仙来削骨。

骨转移有溶骨性骨转移和成骨性骨转移。成骨性骨转移就要用威灵仙、天南星、土鳖虫、皂角刺，这些都是破坏成骨的。

这个方对骨转移效果好，但是要分清楚是以溶骨为主还是以成骨为主，溶骨为主补肾、补骨的这些药多一点，成骨为主削骨的药多一点。根据病情再去权衡，根据患者的片子就知道骨转移以溶骨为主还是以成骨为主。如果看不懂 CT 片子就用原方，脊柱转移的加狗脊，脚转移的加牛膝，可以再加点续断，续断也补骨。

二、薯蓣丸、炙甘草汤

重订698：虚劳诸不足，风气百疾，薯蓣丸方主之。（《金匮要略·血痹虚劳病》）

薯蓣丸

薯蓣三十分　当归　桂枝　干地黄　曲　豆黄卷各十分　甘草二十八分　芎䓖　麦门冬　芍药　白术　杏仁各六分　人参七分　柴胡　桔梗　茯苓各五分　阿胶七分　干姜三分　白敛二分　防风六分　大枣百枚（为膏）。

上二十一味，末之，炼蜜和丸，如弹子大，空腹酒服一丸，一百丸为剂。

重订617：《千金翼方》炙甘草汤（一云复脉汤）：治虚劳不足，汗出而闷，脉结悸，行动如常，不出百日，危急者十一日死。（《金匮要略·血痹虚劳病》）

重订618：《外台》炙甘草汤，治肺痿涎唾多，心中温温液液者。（《金匮要略·肺痿肺痈咳嗽上气病》）

炙甘草汤

甘草四两（炙）　桂枝　生姜各三两　麦门冬半升　麻仁半升　人参　阿胶各二两　大枣三十枚　生地黄一斤。

上九味，以酒七升，水八升，先煮八味取三升，去滓，纳胶消尽，温服一升，日三服。

薯蓣丸这个方改善肿瘤患者的体质效果并不好。但是因为它是一个代表方，这个方最初列方也不是用来治疗晚期肿瘤的，它是用来治疗太少两感证复形质的，风气在太阳，肾虚在少阴。

哪一个方在肿瘤晚期的虚劳里用得相对多一点呢？就是炙甘草汤。肺癌晚期导致恶病质，炙甘草汤能够缓解恶病质。恶病质的阶段很多肿瘤患者会出现心律不齐，患者全身营养状况又不好，用炙甘草汤可以改善营养代谢，但这些都治不了肿瘤。到了最后，患者出现胃肠功能衰竭，吃了药不能吸收，没到那一刻，吃药就有些效果。这个方里有炙甘草，用的量很大，所以叫炙甘草汤。重用了地黄，然后才是生姜、人参、桂枝、阿胶、麦门冬、麻仁，可以用麻仁，也可以用酸枣仁、柏子仁。柯韵伯就认为是酸枣仁、柏子仁，都可以。来一点酒，没清酒用白酒也可以，因为酒精能够增强脂溶性成分的溶出，用来治疗肿瘤的恶病质，可以改善体质。

第五节　小结

少阴病和肿瘤的关系，主要是遗传信息和激素紊乱。因为肿瘤是个基因病，它有基因突变和表达异常。所以它和少阴病的关系密切，这个对于我们临床很重要，因为当我们发现一个肿瘤的时候，你要想到，第一，他有没有家族史；第二，他有没有遗传倾向；他的肿瘤易感性。他这个家族成员有没有肿瘤易感性，那么你就要有一定的知识，根据他的病史你能够分析出他的谱系，进一步了解这个人发生肿瘤的风险和他家庭成员发生肿瘤的风险，然后知道怎么去预防。如果你连一个患者的家族谱系都不会画，不会去了解，不会去分析，你就只有告诉他，"正气内存，邪不可干。吃好穿好，每天含两片人参，你们就不得癌症了"。其实，他照样得癌症。肿瘤可能同时存在基因突变、体细胞突变，胚系基因突变，如果胚系基因突变，你一定要叮嘱家属，这个病是遗传的。

肿瘤也是细胞周期病，从 S 期到 M 期，属于增殖期，这种细胞对治疗敏感，用补气温阳的药，可以把肿瘤细胞推至 S 期到 M 期，化疗的效果会好一些。

少阴病的一个特点就是交感神经活性不够，它的代表方：太少两感证的麻黄附子细辛汤，治疗肿瘤就是阳和汤，阳和汤就是治太少两感证的方，吴门把它发展了就是阳和散结汤，比王洪绪的阳和汤效果更好。阳和散结汤怎么用？可以看"阳和法"，那是一门课。

第二个就是少阴阳虚，代表方紫石寒食散，治疗小细胞肺癌。紫石寒食散就是泽漆汤的变方，无外乎是泽漆汤在太阴，这个方在少阴。太阴把附子换党参，太阴用党参，少阴用附子，都用干姜、桂枝，无外乎它是小细胞，小细胞专药鬼臼，加天花粉、文蛤增强抗肿瘤效果。非小细胞肺癌专药泽漆、白前、紫参，然后根据小细胞癌的特点再加防风、桔梗，疏散外风。泽漆汤，用的是黄芩。小细胞癌的特点是导致肺部的纤维化，肺间质受损明显，所以用了紫石英、白石英、赤石脂、钟乳石、太一余粮复形质。泽漆这个药的消化道反应很重，用了半夏、人参。阳虚夹饮的是瓜蒌瞿麦丸，治疗泌尿系统疾病，甚至泌尿系统肿瘤很有效。当然也考虑用真武汤，但是相比真武汤，瓜蒌瞿麦丸可以复形质。有时想快速见效的时候，也可以考虑用真武汤。另外一个夹饮的方，牡蛎泽泻散，这个方在肿瘤上用的很多。

还有一个夹饮的方，真武汤加草果、槟榔、厚朴，治腹水，叫实脾饮。不夹饮的方还有很多，比如小金丹。小金丹其实就是西黄丸用草乌代替牛黄，加止痛的药木鳖子、当归；加化浊的药五灵脂、地龙、白胶香、墨炭。

可以比较的就是：用牛黄就是西黄丸，用乌头就是小金丹，用雄黄那就是醒消丸。醒消丸治疗痈肿，局部肿痛，坚硬疼痛很厉害，用雄黄。把小金丹变成外用药，就是小金丹的原方，原方里加一个抗过敏的药，加一个透皮的药，那就是阳和解凝膏。

除了温阳的，还要补肾，补肾的药主要是调节激素水平，治疗生殖内分泌肿瘤。雌激素、孕激素、雄激素这3种激素要弄清楚，这个肿瘤是依赖雌激素，依赖孕激素的，还是依赖雄激素的，要弄清楚，不要反着用。另外，还有一个就是小金丹的类方，小活络丹。二者很相似。还有就是三生饮，温阳化痰的力量更雄厚。玉真散，治疗头颈、头面部的肿瘤，就是脑肿瘤。还有一个就是淋巴瘤属于阳虚的症状，二加龙牡汤；然后就是热化的，有热的就是猪苓汤。猪苓汤治疗化疗以后血象低，恶心呕吐，偏热的；它的对方就是五苓散，一个偏热，一个偏寒。外用的药，仙鹤草外用治疗生殖系统肿瘤，矾石外用治疗生殖系统肿瘤，另外，有又补、又清的三才封髓丹泻相火，治疗粒细胞白血病，还有消瘰丸治疗头颈部肿瘤。还有黄芪配莪术、乳香配没药加消瘰丸，它就是《医学衷中参西录》的消瘰丸，是把3个方法一起合上去。以上这些内容就是我们讲的从少阴病来论治肿瘤。

第七章　厥阴肿瘤

厥阴和肿瘤的关系：第一，伏邪成巢。肿瘤要形成癌巢，当然和西医讲的癌巢不一样，中医讲的癌巢是大量的纤维组织包裹，形成一个牢不可破、坚硬如石的巢。第二，寒热错杂，肿瘤到后期都是寒热虚实错杂的。

六经化生图（彩图 20）描述了人的一生六经是怎么分布的。一天的六经分布将六经分为六经欲解时（彩图 21）。一生的六经分布是，男性"二八"、女性"二七"之前在太阳经，这时候孩子正在生长，疾病也很多。"二七、二八"天癸至，性发育，性发育到"四七、四八"男子满壮，女子盛壮，称为少阳，到了青春期。从"四八"到"六八"，从"四七"到"六七"，进入阳明经，就是盛极而衰。从盛壮、满壮开始到阳明经，逐步走向衰老。女性最好的年华是 28 岁，男性最好的年华是 32 岁。到了女子"六七"42 岁，男子"六八"48 岁，进入三阴。女子到"七七"49 岁天癸绝，男子到"八八"64 岁天癸绝，男性生育时间长些。天癸绝后靠厥阴经来维持。厥阴经维持直到阴阳离绝为止。一般的女性，是从 42 岁以后开始进入厥阴经，到 49 岁以后，完全靠厥阴经来维持生命。反映到一天的时间之内，厥阴经什么时间当令呢？厥阴病欲解时，从丑至卯，丑是 1—3 点，寅是 3—5 点，卯是 5—7 点。这个时候厥阴当令。

一、济生乌梅丸

重订 623：厥阴之为病，消渴，气上撞心，心中疼热，饥而不欲食，食则吐蛔，下之利不止。（326）

这种情况在肿瘤上很常见，因为总的来讲肿瘤的发病率随着年龄的增长而增加，49岁以上女性或是50岁以上的人发生肿瘤的风险大大增加，所以老年人肿瘤很多见，现在年轻人得肿瘤的也多了，但是按照年龄来分还是老年人比较多，从六经化生来讲就是到了厥阴，肿瘤患者常见厥阴病。但是，不见得治厥阴经就有效。例如乌梅丸，大多数肿瘤患者都可以出现乌梅丸证，实际上用了乌梅丸仅仅是改善症状，例如，肿瘤患者凌晨3点不睡觉，使用乌梅丸睡眠有改善，但肿瘤还是进展，所以气化病和形质病有很大的区别。

重订630：伤寒脉微而厥，至七八日肤冷，其人躁，无暂安时者，此为脏厥，非蛔厥也。蛔厥者，其人当吐蛔。今病者静，而复时烦者，此为脏寒，蛔上入其膈，故烦，须臾复止，得食而呕，又烦者，蛔闻食臭出，其人常自吐蛔。蛔厥者，乌梅丸主之。又主久利。（338）（《金匮要略·趺蹶手指臂肿转筋阴狐疝蛔虫病》）

乌梅丸

乌梅三百枚 细辛六两 干姜十两 黄连十六两 当归四两 附子六两，炮，去皮 蜀椒四两，出汗 桂枝去皮，六两 人参六两 黄柏六两。

上十味，异捣筛，合治之，以苦酒渍乌梅一宿，去核，蒸之五斗米下，饭熟捣成泥，和药令相得，纳白中，与蜜杵二千下，丸如梧桐子大。先食饮服十丸，日三服，稍加至二十丸。禁生冷、滑物、臭食等。

什么是后半夜失眠呢？有部分患者能睡着觉，凌晨1点、2点、3点就醒了，这叫后半夜失眠。如果到4点、5点醒了不睡了叫早醒。一个人如果不睡觉，会导致夜间皮质激素的水平低，就会出现促肾上腺皮质激素（ACTH）分泌过多，出现色素沉着，中医叫作耳轮焦枯，眼袋青黑，这是因为皮质激素的水平低，而造成皮质激素水平低的一个原因就是失眠，后半夜的失眠。中医叫熬夜伤肾，后半夜的失眠在女性乳腺癌患者非常常见。内分泌治疗的患者，也容易出现后半夜失眠。早醒也是抑郁症的一个特征。早醒有几个特点，一个人的睡眠时间越来越短，除了自然界的衰老，老人睡觉时间也越来越短。到厥阴经的时候，生命就很短了，阴阳离绝就不睡了，死了。抑郁症的人会早醒，早醒也是判断抑郁症很常用的临床表现，乳腺癌患者大多数伴有情绪的异常。从后半夜失眠可以判断有厥阴经的问题。比如说凌晨1—3点醒了，或者3—5点醒了，不睡了，这类人就有厥阴经的问题，但是治疗了厥阴经的问题，不一定恶性肿瘤就会好。吃了乌梅丸，两三点钟不睡的人绝大多数都能睡着，但不见得对肿瘤有多大帮助。如果这个问题很困扰她，可以去处理，但最终还是要控制肿瘤。

　　三阴递进，什么叫作三阴递进呢？六经辨证为什么难辨？三阳经好辨，太阳脉浮，少阳脉弦，阳明脉大，一个脉长，一个脉高，一个脉宽。血管长宽高，高的是浮脉，太阳经；宽的是阳明经，脉大；长的是如寻长杆，如寻长杆那是少阳经，脉弦。长宽高，就是浮大弦，最简单的辨别方法。虽然还有其他方法，总的来讲摸脉是简单的。因为三阳经是传变的，是太阳传少阳传阳明。三阴是递进的，少阴经有太阴经的症状，厥阴经有少阴经和太阴经的症状。一个厥阴经的患者，有的中医会辨成太阴经，有的中医会辨成少阴经，有的中医会辨成厥阴经，辨厥阴经才是对的。因为厥阴经的患者就有少阴经和太阴经的症状，少阴经有少阴经和太阴经的症状，三阴是个递进关系。乌梅丸用人参、干姜、附子、细辛、蜀椒、当归，有走太阴的，有走少阴的，有走厥阴经、三阴经的药。我常举的一个例子，患者不能吃西瓜，肚子凉，理中丸吃了不见效，手脚还冰凉；附子理中丸吃了还不见效，脉还特别细没有力，或者脉弦而无力，或者是脉特别细，摸不清楚，就用丁附理中丸。理中丸在太阴经，附子理中丸在少阴经，丁附理中丸在厥阴经，三阴是递进关系。

济生乌梅丸：治大便下血如神。（《济生方》）

僵蚕一两（炒），乌梅肉一两半，共为末，醋糊丸，桐子大。每服四五十丸，空心醋汤下。

加炮山甲、象牙屑。

其实，肿瘤科用的乌梅丸是济生乌梅丸，治大便下血如神，陈修园《时方歌括》称赞此方："下血淋漓治颇难，《济生》遗下乌梅丸，僵蚕炒研乌梅捣，醋下几回病即安。"这个方治疗肠道息肉以及各种息肉有效。要增强乌梅丸的疗效，加炮山甲、象牙屑。如果没有炮山甲就用猪蹄甲或者人指甲代替，此方如有象牙屑效果更好。乌梅丸治疗肿瘤或者治肠癌也有效，但效果不好，因为现在没有穿山甲、象牙屑，治疗肿瘤需要用特殊药。这是肿瘤科的"乌梅丸"，不是大众说的乌梅丸，大众说的乌梅丸用了可以改善症状，但是对肿瘤控制效果不好。这是厥阴病的第一个方济生乌梅丸。什么叫济生，是指生命，要养生还要保命，这个方用来治疗肿瘤，是保命的。

二、温经汤

重订634：问曰：妇人年五十所，病下利数十日不止，暮即发热，手掌烦热，唇口干燥，少腹里急，腹满，何也？师曰：此病属带下。何以故？曾经半产，瘀血在少腹不去，何以知之？其证唇口干燥，故知之。当以温经汤主之。（《金匮要略·妇人杂病》）

温经汤

吴茱萸三两，当归、川芎、芍药各二两，人参、桂枝、阿胶、牡丹去心、生姜、甘草各二两，半夏半升，麦门冬一升，去心。

上十二味，以水一斗，煮取三升，分温三服。亦主妇人少腹寒，久不受胎，兼取崩中去血，或月水来过多，及至期不来。

第二个方是温经汤，治疗卵巢癌有效。温经汤治疗哪种类型的卵巢癌有效？第一，50岁上下的人，由于霉菌引起的卵巢癌有效；第二，患者便溏；第三，暮即发热或者手掌烦热，摸着她的手心是烫的。要问她几个问题：第一，你多大了，就是45～55岁之间；第二，大便是干还是稀；第三，摸一下手心烫不烫，或者问她晚上是否发烧，两个必具一个症状；第四，肚子胀不胀；第五，唇干不干，有无开裂剥皮，或者口干不干；第六，流过产没有。这些基本特征问清楚，这些特征都具备就可以使用温经汤。

流产和卵巢癌的关系很复杂，可以导致好多个证，如大黄䗪虫丸证有干血，下瘀血汤证也有干血，温经汤证只是其中的一证，瘀血在膀胱关元，按患者的关元穴疼，关元，关的是元神，元神被关在那里，然后长肿瘤，用温经汤有效，但是不能够把卵巢癌治好，能改善症状，稳定病情，延长生存期。当归四逆汤、四逆汤这些处方都可以用来治疗阴性的、寒性的东西盘结在膀胱关元穴，就是说关元穴有寒，使用温经汤，用温药有效，但是它们之间的关系很复杂，需要的手段很多，不完全是温经汤，但是温经汤有效。她流过产，不见得流产就有这种病，因为很多时候流了孩子也就不见了，但有的时候流过产，瘀血在少腹关元穴不去，迷信的说法就是有婴灵怀鬼胎了，我们讲科学，但是治疗一些复杂的病，用温经汤有效。

温经汤和乌梅丸都是厥阴经的方，而且两个方对失眠都有效。这类方可以缓解失眠，但不一定能缓解肿瘤，可能去拍CT发现肿瘤还在进展。这个进展不是说吃药了有进展，是没有控制住，是一个自然的进展。温经汤和乌梅丸改善症状很明显。

温经汤和乌梅丸的区别：乌梅丸偏温，寒热错杂的病机，处方有寒、有热的药，但是补的药少。而温经汤，补的药物比较多，尤其适合乳腺癌经过放、化疗治疗以后，气血虚的人。温经汤里面有阿胶对偏气血更虚的人作用明显一些，乌梅丸里面以刚为主，补性的药非常少。如果治疗失眠，我的体会乌梅丸比温经汤快，但是温经汤的补性比乌梅丸的要好。尤其是很多乳腺癌可以见到那些舌质淡、脉芤的症状，这种人可能流过产，因为《金匮要略》上有原文有记载。曾经半产漏下"干血着脐下"，有过流产病史的患者，会出现芤脉。《金匮要略》讲革脉的成因，革脉常见的两个原因就是出血和流产，会导致芤脉，芤脉和革脉有点区别，都芤，但是革脉显得有力些。总的来讲，都是按下去中间是空的，寒性再一收引，比芤脉显得脉管的张力更高一些，就是革脉，这种患者使用温经汤更适合。温经汤有补气血的药，尤其有养血的药。乌梅丸，单纯一个偏温的药，见效非常快，非常直接。这两个方其实在乳腺癌的治疗上，我的体会都是很难控制住肿瘤。对肿瘤患者，吃了觉得舒服，症状改善也是疗效，能提高生活质量。虽然也不能说无效，但是如果从主流医学而不是补充与替代医学的角度上讲，要控制肿瘤，我个人是倾向于，中药对西医能控制好的肿瘤，去改善症状。比如说患者正在做放、化疗，这个时候主要改善症状。如果是西医控制效果不好的时候，我们就要尝试中药去控制肿瘤。虽然有时成功，有时失败，但是有的时候也能够摸出一条路来，有的患者效果也还可以。

三、吴茱萸汤

重订637：干呕，吐涎沫，头痛者，吴茱萸汤主之。（378）（《金匮要略·呕吐哕下利病》）

还有一个方治疗厥阴寒化证，吴茱萸汤治的是脑肿瘤，颅内高压就会出现头痛、干呕，吐的是涎沫，喷射性呕吐。喷射性呕吐是颅内高压的一个表现，包括消化液，严重的会喷出来，这种情况应该快速降低颅内压。这种颅内压高的脑肿瘤患者，他的眼睛是水汪汪的，因为肿瘤周围组织有水肿，要降颅内压。这种偏阳虚体质的患者降低颅内压就用吴茱萸汤，实际上就是吴茱萸，吴茱萸治疗这个病有效。但吴茱萸难吃，张仲景说要汤洗7遍，口感会好一些。用艾条灸百会、长强、会阴，能增强吴茱萸汤治疗脑水肿的疗效。

3个穴位：百会、长强、会阴，会阴没法灸，可以买艾灸贴会阴穴，是贴了之后发热的，一天不够，因为脑转移寒性重，需要连贴3天。贴会阴穴，对厥阴经脑转移的很见效，其他肿瘤的脑转移，我也用这个办法。乳腺癌因为女性不好贴会阴穴，所以就只能灸长强穴，也可以贴长强穴加灸百会穴，效果会很明显。脱水就是要缓解颅内高压的症状，灸百会是处理厥阴，巅顶属于厥阴。

厥阴病的方，它的药都很怪，喝着都有说不出的那个味道，因为厥阴病的方都有共同的特点，比如说乌梅丸有如下特点：有乌梅酸、咸，有人参甜，有黄连苦，有花椒麻。乌梅丸治的病是50岁左右的绝经期女性，男性60岁，就是酸甜苦辣都经历过了，人的这一生到了60岁，就是酸甜苦辣五味俱全，所以厥阴病的那些药不好吃。

四、丁沉丸、丁附散、丁附夺命散

丁沉丸（《太平惠民和文剂局方》）

青皮（去瓤，锉，炒）五两，丁香五两，沉香五两，木香五两，槟榔五两，白术（锉，微炒）四十两，人参（去芦）十两，茯苓（去皮）十两，干姜（炮裂）二两半，甘草（炙）五两，白豆蔻五两，肉豆蔻五两，诃黎勒（煨，取皮）十两，肉桂（去粗皮）二两半，麝香（别研）一两。

【功能主治】一切冷气攻心腹，胁肋胀满刺痛，胸膈噎塞，痰逆恶心，噫气吞酸，不思饮食，胃中冷逆，呕吐不止；及翻胃膈气，宿食留饮，心痛霍乱；妇人血气心腹痛。

丁附散：治翻胃吐逆，粥药不下者。（《济生方》）

大附子一只，坐于砖上，四面著火，渐渐逼热，淬入生姜自然汁中，浸一霎时，再用火逼，再淬，约尽姜汁半碗为度，削去皮，焙干为末，入丁香末二钱和匀，每服二钱，水一盏，粟米少许，煎至七分，摅去粟米，带温服之，不拘时候。

丁附夺命散（《普济方》）

附子一个，姜汁六两（分三份）。附子不去皮脐，破作二片；生姜汁二两煮附干；又破四片，以姜汁二两煮干；又破作八片，以姜汁二两煮干，细切焙干，入丁香二钱半，同为末。每服一钱，以汤调服。

噎嗝可以从厥阴病去治，噎嗝有很多治疗方法，比如说丁沉丸，就是丁香、沉香。青皮、丁香、沉香、木香、槟榔都是厥阴经的药，再加白术、人参、茯苓、干姜、甘草，这是理中丸，或者四君子汤，白豆蔻、肉豆蔻、诃黎勒都是健脾的，在健脾的基础上加走厥阴经的药，就是青皮、丁香、沉香、木香、槟榔这些药，这叫丁沉丸，用来治疗翻胃膈气。什么叫翻胃，就是胃窦癌；什么叫膈气，就是食管癌，简单来说就是胃窦癌、食管癌。《本草纲目》记载附子是用来治疗噎嗝的，最具代表性的就是小青龙汤去麻黄加附子，除了小青龙汤去麻黄加附子，还可以走厥阴肝经的方，如丁附散，既治胃窦癌又治食管癌。丁附散用大附子一只，炮制方法就是取大附子一只，四面著火，就是在这里放一块青石砖，四面都用上火，大附子放在砖上，砖发热之后把生姜汁（生姜取汁方法：生姜加一些水反复捶打之后把生姜去了，出来的就是姜汁）浇上去，生姜汁很快就干了，干了之后再用火去逼，再浇姜汁，冒烟，中医叫淬，反复几次就把附子制熟，制熟焙干加丁香末，然后温服。

还有第二个炮制方法，用附子和姜汁，附子不去皮脐，附子本身有皮脐，炮制的时候要去皮脐，可降低乌头碱含量，这样更安全。如果不去皮脐，乌头碱含量会高。附子中间用刀改成两片，用生姜取汁把附子煮干，附子煮干以后，再将其切成4片，又用生姜汁煮干，然后再把附子切8片又用姜汁煮干，这样反复煮，乌头碱含量就降低了，制熟了入丁香同研为末，以汤调服。还有一种办法，就是把附子破了之后挖个坑，把丁香埋进去，然后去淬它、去炮它。这就是丁附夺命散，可以治疗厥阴阳虚的胃窦癌、食管癌。

五、鳖甲煎丸

重订666：病疟，以月一日发，当以十五日愈，设不瘥，当月尽解。如其不瘥，当如何？师曰：此结为癥瘕，名曰疟母，急治之，宜鳖甲煎丸。（《金匮要略·疟病》）

鳖甲煎丸

鳖甲十二分（炙）　乌扇三分（烧）　黄芩三分　柴胡六分　鼠妇三分（熬）　干姜三分　大黄三分　芍药五分　桂枝三分　葶苈一分（熬）　石韦三分（去毛）　厚朴三分　牡丹五分（去心）　瞿麦二分　紫葳三分　半夏一分　人参一分　䗪虫五分（熬）　阿胶三分（炙）　蜂巢四分（炙）　赤硝十二分　蜣螂六分（熬）　桃仁二分。

上二十三味，为末，取煅灶下灰一斗，清酒一斛五斗，浸灰，候酒尽一半，着鳖甲于中，煮令泛烂如胶漆，绞取汁，纳诸药，煎为丸，如梧子大，空心服七丸，日三服。

（《千金方》用鳖甲十二片，又有海藻三分，大戟一分，䗪虫五分，无鼠妇、赤硝二味，以鳖甲煎和诸药为丸）

还有一个方就是鳖甲煎丸，治疗肝癌。鳖甲煎丸组成很复杂，有柴胡、黄芩、桂枝、干姜、射干、半夏等药，是治疗肝脏病常用的方，还含有大黄、鳖甲、䗪虫、桃仁、紫葳，其中虻虫、蜣螂、鼠妇是活血的药。这些活血的药用得非常讲究，比如桃仁、鳖甲可以抗纤维化，鳖甲软坚，桃仁活血，抗纤维化，肝癌有肝硬化的背景，桃仁、鳖甲抗纤维化的作用很强，而且桃仁配大黄是增效走下焦，桃仁、大黄、䗪虫这3个药在一起是增效的。用桃仁、大黄、䗪虫，是因为肝癌的患者还有一些别的情况，我就讲到这个层面。紫葳、凌霄花是专门治疗肝癌、肝硬化的药，有抗癌的作用；鼠妇这味药对肝癌疼痛的止痛效果好。肝脏没有痛觉神经，但是肝包膜有痛觉神经，肿瘤侵犯肝包膜可以引起肝癌的疼痛，肝癌的疼痛很麻烦，如果用阿片类的止痛药很容易诱发肝昏迷，导致患者死亡。如果不用阿片类止痛药，有的患者疼痛难忍。西医处理肝癌的癌性疼痛就靠打吗啡针止痛，中医有中药鼠妇，是治疗肝癌癌性疼痛的专药。芍药、丹皮凉血，治疗其病毒。石韦、人参、阿胶治疗红细胞、白细胞、血小板减少。蜂巢和瞿麦，蜂巢提高雄激素，瞿麦拮抗雌激素，因为肝癌患者肝脏雌激素灭活障碍，患者的生殖器萎缩，阴茎和睾丸小、乳房大，所以用蜂巢升高雄激素，瞿麦对抗雌激素；葶苈子，关闭水通道蛋白，减轻肝腹水，这就是鳖甲煎丸的作用。

六、大黄䗪虫丸

重订665：五劳虚极，羸瘦，腹满不能饮食，食伤、忧伤、饮伤、房室伤、饥伤、劳伤，经络荣卫气伤，内有干血，肌肤甲错，两目黯黑。缓中补虚，大黄䗪虫丸主之。（《金匮要略·血痹虚劳病》）

大黄䗪虫丸

大黄十分（蒸）　黄芩二两　甘草三两　桃仁一升　杏仁一升　芍药四两　干地黄十两　干漆一两　虻虫一升　水蛭百枚　蛴螬一升　䗪虫半升。

上十二味，末之，炼蜜和丸小豆大，酒饮服五丸，日三服。

厥阴的瘀血和肿瘤也有直接的关系，代表性疾病就是卵巢癌和肝癌。其实是卵巢癌和肝癌代表厥阴经的肿瘤，肿瘤细胞分泌白细胞介素-6，白细胞介素-6刺激肝脏，肝脏分泌促血小板生成素（TPO），TPO刺激骨髓，骨髓产生血小板，血小板促进卵巢癌和肝癌的生长，代表方是大黄䗪虫丸。大黄䗪虫丸来改善它的凝血，"五劳虚极，羸瘦，腹满不能食"，这是因实致虚；"食伤、忧伤、饮伤、房室伤、饥伤、劳伤"，这几个因素和肝癌关系密切。第一，食伤，患者吃东西划破食管，食管静脉曲张，大出血容易导致死亡；还有喝酒，因为肝功能衰竭，喝酒，吃肝毒性的食物或者粗糙的食物也容易导致死亡。第二，忧伤，肝癌患者怕情绪刺激，重大情绪刺激诱发爆发性肝衰竭。第三，房室伤，肝癌的患者，做爱之后会诱发肝衰竭。第四，疲劳，疲劳是肝衰竭的一个重要原因，而且肝癌的患者不能饿，也不能多吃。"经络营卫气伤，内有干血，肌肤甲错，两目黯黑，缓中补虚，大黄䗪虫丸主之"，这种患者腿上肌肤甲错，黑眼圈，这是大黄䗪虫丸证。

七、王不留行散

重订652：病金疮，王不留行散主之。（《金匮要略·疮痈肠痈浸淫病》）

王不留行散

王不留行十分（八月八日采）　蒴藋细叶十分（七月七日采）桑东南根（白皮十分，三月三日采）　甘草十八分　川椒三分（除目及闭口，去汗）　黄芩二分　干姜二分　芍药　厚朴各二分。

上九味，桑根皮以上三味烧灰存性，勿令灰过，各别杵筛，合治之为散，服方寸匕。小疮即粉之，大疮但服之，产后亦可服。如风寒，桑东根勿取之。三物皆阴干百日。

还有一个方，就是手术以后伤口不愈合用王不留行散。王不留行散可以用来治疗卵巢癌、腹膜癌，它本身是黄芩汤的一个变方，黄芩汤加花椒、干姜、王不留行、厚朴；对卵巢癌、腹膜癌有些效果。《备急千金要方》有天花粉，应根据情况来使用。

八、旋覆花汤、加味寿胎丸

半产漏下和肿瘤的关系很复杂，半产漏下可以导致下瘀血汤证，也可以发展为大黄䗪虫丸证，下瘀血汤证进一步发展，瘀血到了肝脏可以发展为肝着汤证，如果停留在关元穴可以是温经汤证。瘀血可以到肝脏，可以到腹部等。半产漏下和多种肿瘤都有一定的关系。

重订273：寸口脉弦而大，弦则为减，大则为芤，减则为寒，芤则为虚，寒虚相搏，此名曰革，妇人则半产漏下，旋覆花汤主之。（《金匮要略·妇人杂病》）（《金匮要略·惊悸吐衄下血胸满瘀血病》，多"男子则亡血"。）

重订272：肝着，其人常欲蹈其胸上，先未苦时，但欲饮热，旋覆花汤主之。（《金匮要略·五脏风寒积聚病》）

旋覆花汤

旋覆花三两，葱十四茎，新绛少许。

上三味，以水三升，煮取一升，顿服之。

旋覆花汤也与半产漏下有关系，半产有两个原因，一个原因就是主动半产，人为流产；第二个原因是被动半产，即自然流产，是子嗣的问题，就是人丁是否兴旺。中医治疗用旋覆花汤有效。也可以用吴门验方加味寿胎丸（加味寿胎丸：炒菟丝子 30g，桑寄生 30g，续断 30g，炒杜仲 20g，黄芩 3~9g，白术 9g，阿胶 6g），还可以用化血煎。

加味寿胎丸用于孕激素水平低的患者保胎效果好。旋覆花汤，用于寒虚相搏。温经汤："手足厥冷，言我不结胸，小腹满，按之痛者，此冷结在膀胱关元也。""瘀血在少腹不去"，温经汤证是有干血。大黄䗪虫丸证，也是有干血。

九、三甲散

主客交（吴又可《瘟疫论》卷下）

凡人向有他病尪羸，或久疟，或内伤瘀血，或吐血、便血、咳血，男子遗精白浊、精气枯涸，女人崩漏带下、血枯经闭之类，以致肌肉消烁，邪火独存，故脉近于数也。此际稍感疫气，医家病家，见其谷食暴绝，更加胸膈痞闷，身疼发热，彻夜不寐，指为原病加重，误以绝谷为脾虚，以身痛为血虚，以不寐为神虚，遂投参、术、归、地、茯神、枣仁之类，愈进愈危。知者稍以疫法治之，发热减半，不时得睡，谷食稍进，但数脉不去，肢体时疼，胸胁锥痛，过期不愈。医以杂药频试，补之则邪火愈炽，泻之则损脾坏胃，滋之则胶邪愈固，散之则经络益虚，疏之则精气愈耗，守之则日削近死。

盖但知其伏邪已溃，表里分传，里证虽除，不知正气衰微，不能托出表邪，留而不去，因与血脉合而为一，结为痼疾也。肢体时疼者，邪与营气搏也；脉数身热不去者，邪火并郁也；胁下锥痛者，火邪结于膜膈也；过期不愈者，凡疫邪交卸，近在一七，远在二七、甚至三七，过此不愈者，因非其治，不为坏证，即为痼疾也。夫痼疾者，所谓客邪胶固于血脉，主客交浑，最难得解，且愈久益固，治法当乘其大肉未消、真元未败，急用三甲散，多有得生者。更附加减法，随其素而调之。

三甲散

鳖甲 龟甲并用酥炙黄为末，各一钱，如无酥，各以醋炙代之 穿山甲土炒黄为末，五分 蝉蜕洗净炙干，五分 僵蚕白硬者，切断，生用，五分 牡蛎煅为末，五分，咽燥者酌用䗪虫三个，干者擘碎，鲜者捣烂，和酒少许，取汁入汤药同服，其渣入诸药同煎。白芍药酒炒，七分 当归五分 甘草三分。

水二钟，煎八分，滤清温服。

若素有老疟或瘅疟者，加牛膝一钱，何首乌一钱；胃弱欲作泻者，宜九蒸九晒。若素有郁痰者，加贝母一钱；有老痰者，加瓜蒌霜五分，善呕者，勿用。若咽干作痒者，加天花粉、知母各五分。若素有燥咳者，加杏仁捣烂一钱五分。若素有内伤瘀血者，倍䗪虫，如无䗪虫，以干漆炒烟尽为度，研末五分，及桃仁捣烂一钱代之，服后病减六七，余勿服，当尽调理法。

湿热证，七八日，口不渴，声不出，与饮食亦不却。默默不语，神识昏迷，进辛香凉泄、芳香逐秽俱不效。此邪入厥阴，主客浑受。宜仿吴又可三甲散。醉地鳖虫、醋炒鳖甲、土炒穿山甲、生僵蚕、柴胡、桃仁泥等味。（薛生白《湿热病篇》34 条）

厥阴瘀血还有一方，三甲散，用来治疗颅内肿瘤。吴又可叫"主客交"，主是患者本人，客是外在的东西，外在的东西在患者体内潜伏，即伏邪；伏邪与血脉合二为一结为痼疾。这个痼疾可以形成颅内肿瘤。三甲散是鳖甲、龟甲、穿山甲、僵蚕、蝉蜕、牡蛎、土鳖虫、白芍、当归、甘草，这是吴又可的三甲散：鳖甲、龟甲、穿山甲适合于肿瘤；蝉蜕、僵蚕、牡蛎这 3 个药疏风潜阳；加土鳖虫、白芍、当归、甘草。处方里还可以加桃仁。

薛生白把吴又可的三甲散加减变化了，还是用鳖甲、穿山甲、地鳖虫，用地鳖虫取代了龟甲，此方本身就有土鳖虫，没有用龟甲。用了僵蚕没用蝉蜕，用了柴胡、桃仁。我们说过三甲散本身就可以用桃仁；柴胡疏肝；蝉蜕利水能够降低颅压，所以蝉蜕不用去。

还有一个更强烈的活血药方就是五虎下西川，全蝎、蜈蚣、僵蚕、蝉蜕都用了。

十、五通汤

五通汤（吴门验方）

通草（煎取水）30g，血通 15g，路路通 30g，丝瓜络 30g，王不留行 30g，皂角刺 30g，黄芪 30～60g，桃仁 9g。

主治：粘连，如粘连性肠梗阻。原方四通汤（似为郭子光教授方，待考），去木通，加丝瓜络、王不留行、皂角刺、黄芪。加减：梗阻加大黄。

肿瘤或者肿瘤术后的粘连性肠梗阻，可以选择吴门验方五通汤。

十一、升麻鳖甲汤

重订 667：阳毒之为病，面赤斑斑如锦文，咽喉痛，唾脓血。五日可治，七日不可治，升麻鳖甲汤主之。阴毒之为病，面目青，身痛如被杖，咽喉痛。五日可治，七日不可治，升麻鳖甲汤去雄黄、蜀椒主之。（《金匮要略·百合狐惑阴阳毒病》）

【面目青，身痛如被杖，多见之于多发性骨髓瘤，转出少阳则咽喉痛。此方升麻配鳖甲，鳖甲软坚养阴，除伏邪之根，升麻托邪外出，此治厥阴伏邪之法，转出者，随证加减。后世青蒿鳖甲汤，治伏邪转出少阳。眼睛内眦，内眦泛红，升麻鳖甲汤独证。内眦在少阳，厥阴转出少阳，内眦红，又多咽喉痛。面赤斑斑如锦纹，多见之于红斑狼疮。此方治急性白血病甚效，多合并感染，如化脓性扁桃体炎，故咽喉痛，唾脓血。阳毒加雄黄，每天 0.3 ~ 1g，蜀椒3g，防其头痛。可入大黄通便，便秘雄黄易蓄积中毒。】

升麻鳖甲汤

升麻二两　当归一两　蜀椒（炒去汗）一两　甘草二两　雄黄半两（研）　鳖甲手指大一片（炙）。

上六味，以水四升，煮取一升，顿服之，老小再服，取汗。（《肘后方》《千金方》阳毒用升麻汤，无鳖甲有桂；阴毒用甘草汤，无雄黄）

【蜀椒：拟肾上腺素，本质同麻黄升麻汤】

厥阴病和肿瘤有关系的还有两个方，一个方是治疗阳毒的升麻鳖甲汤，一个方是治疗阴毒的升麻鳖甲汤去雄黄、蜀椒。

阳毒指的就是 M3 型白血病，用升麻鳖甲汤，主要就是雄黄，用雄黄治疗 M3 型白血病，雄黄能够诱导白血病细胞的凋亡；蜀椒能够诱导白血病细胞的分化，雄黄蜀椒一个诱导凋亡，一个诱导分化。雄黄吃了头痛，配了蜀椒可以拮抗头痛的问题。加升麻、鳖甲、当归、甘草，这些中医辨证的药物。M3 型白血病患者出现咽喉痛，所以用升麻升提；鳖甲是软坚散结的药物；当归是抗炎药，甘草是激素，对白血病有效。M3 型白血病患者出现化脓性感染咽喉痛，升麻提升，甘草是激素，鳖甲软坚散结药，雄黄诱导凋亡，蜀椒诱导分化，蜀椒和雄黄相配服药后头不痛，这就是它的配伍。

阴毒是骨髓瘤，骨髓瘤的特点是：雄黄对骨髓瘤细胞诱导凋亡无效，所以把雄黄和蜀椒去了，用升麻、当归、甘草、鳖甲，这就是升麻鳖甲去雄黄蜀椒汤，用来治疗骨髓瘤。骨髓瘤的特点，身痛如被杖。

十二、三加升麻鳖甲汤

三加升麻鳖甲汤（吴门验方）

升麻 24g，鳖甲 30g，当归 15g，甘草 6g，牛膝 9g，酒大黄 3g，水蛭 3g。

主治：盆腔疾病、炎症、囊肿等。

加减法：热：炎症加金银花 30g，甚者红藤，蒲公英，败酱草，桔梗；秘：重酒大黄 6 ～ 30g；寒：肉桂 3g，甚者吴茱萸，生姜；瘀：如囊肿等，重水蛭 6g，加皂角刺 15 ～ 30g，海藻 30g。兼秘入桃仁，兼热入蒲黄。

三加升麻鳖甲汤对妇科的盆腔疾病也是有些效果的，盆腔的一个特点就是血液循环不好，静脉不能收缩，完全靠心脏的负压吸引，肌肉的收缩血液才会回流。升麻来提气，改善盆腔的血液循环；血液循环不好，就容易产生很多的纤维组织，用鳖甲来活血软坚，抗纤维组织；用当归来帮助升麻推动血液的运行；用牛膝把药引入下焦，盆腔肿瘤毕竟属于下焦；用大黄来通腑，下焦的瘀血用大黄效果好；用水蛭直接来活血，活血为什么选水蛭呢？盆腔常常有点积液，血不利而为水，容易形成水血互结，水蛭既活血又利水。根据《伤寒论》的套路和吴门验方的套路，大便困难的，用了大黄，还可以加桃仁；用了水蛭，还可以用皂角刺、黄芪、海藻、甘草。盆腔的囊肿，盆腔的肿瘤都可以在这个基础上化裁。大黄配桃仁是抵当汤、下瘀血汤。水蛭配皂角刺、黄芪那是化血煎，海藻、甘草再加商陆，为什么？"腰以下肿，牡蛎泽泻散"。这些方都可以灵活地化裁进去。

十三、麻黄升麻汤

重订123：伤寒六七日，大下后，寸脉沉而迟，手足厥逆，下部脉不至，喉咽不利，唾脓血，泄利不止者，为难治，麻黄升麻汤主之。（厥阴病篇·357）

麻黄升麻汤

麻黄二两半，去节　升麻一两一分　当归一两一分　知母十八铢　黄芩十八铢　萎蕤十八铢。一作菖蒲　芍药六铢　天门冬六铢，去心　桂枝六铢，去皮　茯苓六铢　甘草六铢，炙　石膏六铢，碎，绵裹　白术六铢　干姜六铢。

上十四味，以水一斗，先煮麻黄一两沸，去上沫，内诸药，煮取三升，去滓。分温三服，相去如炊三斗米顷，令尽，汗出愈。

麻黄、桂枝：太阳伤寒。

石膏、知母：阳明。

黄芩、芍药：少阳。

白术、干姜、茯苓、甘草：甘姜苓术汤，治太阴泄利。

天冬、玉竹：少阴经，玉竹入少阴治心衰。

升麻、当归：合黄芩、芍药、甘草转出少阳，当归、芍药养肝之体，寸脉沉而迟，升麻托邪外出，盖下为泄利，上脉沉迟。

还有一个厥阴病的方，肿瘤患者到后期发生感染，这个感染抗生素效果也不好，这种严重的感染用麻黄升麻汤，在麻黄升麻汤的基础上去加减化裁。麻黄、桂枝治太阳病，石膏、知母治阳明病，黄芩、芍药治少阳病，为什么不用柴胡，用芍药，是因为严重的菌群紊乱导致感染，终末期疾病的时候患者常常有阴虚，阴阳俱虚，这个时候柴胡截肝阴，正常的人用柴胡没问题，阴虚的人用了柴胡不行，肠道菌群紊乱，胃肠功能趋近衰竭，用白术、干姜、茯苓、甘草，这是甘姜苓术，能治太阴虚寒腹泻。还用天冬、玉竹，治少阴经既养阴又抗心衰，肿瘤患者到了后期心脏功能都不好，再加升麻、当归，升麻、当归合黄芩、芍药、甘草，转出少阳，托邪外出。这就是晚期肿瘤严重的肠道菌群紊乱合并感染，这个时候西医很棘手，好多药不管用。这个方要加减，这个时候严重复杂感染的病机很复杂，大的方向就这些药，三阳同治，三阴同治。太阳的药就是麻黄、桂枝，麻黄汤、桂枝汤；阳明的药就是石膏知母，白虎汤，便秘加大黄；少阳的药是黄芩、芍药，没有柴胡；太阴的药白术、干姜、茯苓、甘草，菌群紊乱导致腹泻，没有腹泻，干姜也可以不用，那可不可以加点党参、太子参呢？也可以；少阴的药天门冬、玉竹养阴强心。厥阴的药加升麻、甘草托出去。治疗终末期肿瘤很严重的、住 ICU 的、重症监护的这种感染，一般的方法无效。

十四、减味回生汤

减味回生汤（吴门验方）

吴茱萸 9g　艾叶 30g　酒大黄 6g　土鳖虫 6g　蒲黄 9g　醋五灵脂 9g　当归 9g　白芍 9g　苏木 6g。

主治：厥阴寒凝血瘀之盆腔疾病。

化癥回生丹治疗卵巢癌。化癥回生丹的药味太多了，我们做了很多研究（彩图 22），把它的药味减少，首先研究单药也就是 11 个药，然后又去研究这些协调的药，然后再研究就得到了 11 个药，这里可能有的药是重复的，它的作用基本相似，我们正交设计之后又减，最后得到了 9 个药，对卵巢癌有些效果，虽然治不好，但是对厥阴病的卵巢癌有一些效果。

　　燥气延入下焦，搏于血分，而成癥者，无论男妇，化癥回生丹主之。（《温病条辨·上焦篇》）

　　化癥回生丹方

　　人参六两　安南桂二两　两头尖二两　麝香二两　片子姜黄二两　公丁香三两　川椒炭二两　䗪虫二两　京三棱二两　蒲黄炭一两　藏红花二两　苏木三两　桃仁三两　苏子霜二两　五灵脂二两　降真香二两　干漆二两　当归尾四两　没药二两　白芍四两　杏仁三两　香附米二两　吴茱萸二两　延胡索二两　水蛭二两　阿魏二两　小茴香炭三两　川芎二两　乳香二两　良姜二两　艾炭二两　益母膏八两　熟地黄四两　鳖甲胶一斤　大黄八两（共为细末，以高米醋一斤半，熬浓，晒干为末，再加醋熬，如是三次，晒干，末之）。

　　共为细末，以鳖甲、益母、大黄三胶和匀，再加炼蜜为丸，重一钱五分，蜡皮封护。同时温开水和，空心服；瘀甚之证，黄酒下。

　　化癥回生丹我们做过一点研究[10]。化癥回生丹这个药方里有三四十个药，有18个活血化瘀药，占了这个处方的很大比例，所以我们去做它的研究，刚开始没有信心，害怕弄不清楚，后来想了一个办法并将研究过程及结果撰写成文章投到国外去，最后只修改了几个字，很快就发表了。

　　我们建立了中医大处方的研究方法：把化癥回生丹的三四十个药，其实加上醋是35个药，一个药一个药做它的预实验，把阳性的药挑出来。中医复方有君臣佐使，单药没有效不表示它在处方里没有效，然后根据正交原理，再去看这些药的相互作用，然后又通过正交设计把单药有效和增强处方疗效的药再拿出来，这样就构建了一个单药预示，中效原理，正交设计，先做减法，把没的药拿出去，再做加法把协同的药拿进来，再做减法，把有效不增强处方疗效的药拿出去。我们就构建了一个大复方，现代中药测方的一个模型，其实就是依赖于我们的单药研究、中效研究和正交设计。单药研究是有缺陷的，因为中药是复方使用的，药物之间的相互作用就是中医的君臣佐使，单药研究恰恰脱离了药物的项目组。中效研究方法很好，肿瘤科经常要用到，因为中效原理可以搞清楚两个药物之间是相互协调还是相互拮抗，可以实现最佳配伍剂量和最佳配伍的比例（表1）。

我们对化癥回生丹三四十个药进行了研究，研究发现，单药只有8个药有效，剩下的26个药都是没有效的，这个没有效的，不等于它没有用，我们再做中效原理，发现这24个药中，有3个药单药没有效但是它能增加其他药物的疗效，比如䗪虫增加大黄的疗效，蒲黄增加五灵脂的疗效，当归增加白芍的疗效，实际上这是四物汤、

表1　减味回生汤正交设计表

序号	姜黄（g）	吴茱萸(g)	益母草（g）	苏木（g）	艾叶（g）	F_a（g）
1	0	0	0	0	0	0
2	0	1	1	1	1	0.36
3	0	3	3	3	3	0.995
4	1	0	0	1	1	0.45
5	1	1	1	3	3	0.87
6	1	3	3	0	0	0.44
7	3	0	1	0	3	0.26
8	3	1	3	1	0	0.32
9	3	3	0	3	1	0.959
10	0	0	3	3	1	0.846
11	0	1	0	0	3	0.434
12	0	3	1	1	0	0.55

序号	姜黄（g）	吴茱萸(g)	益母草（g）	苏木（g）	艾叶（g）	F_a（g）
13	1	0	1	3	0	0.801
14	1	1	3	0	1	0.37
15	1	3	0	1	3	0.85
16	3	0	3	1	3	0.617
17	3	1	0	3	0	0.831
18	3	3	1	0	1	0.449
P	0.333	0.024	0.713	< 0.001	0.062	—

抵当汤、失笑散类似的作用，实际是有方剂的，最后成了 11 个药。这 11 个药里面，单药有效不见得它能增加处方的疗效，因为很多药物的靶点是相同的，两个药起相同作用那就只用一个药就可以了。我们还发现，这 11 个药里，有两个药不能增加处方的疗效，虽然单药有效，但不增强处方的疗效，就得到新的由 9 个药物组成的处方。把三四十个药精减成了 9 个药物，然后重新利用中医的君臣佐使去解释它（彩图 23、彩图 24，表 2）。

表 2　减味回生汤君臣佐使表

君	吴茱萸、艾叶	暖肝散寒
臣	大黄、五灵脂、苏木	活血化瘀
佐使	佐助：虻虫、蒲黄	活血化瘀
	反佐：白芍、当归	缓中补虚

君药吴茱萸，艾叶暖肝散寒，臣药大黄、五灵脂、苏木活血化瘀，佐药虻虫、蒲黄都是活血化瘀，还有反佐药白芍、当归。接着我们做它的机制研究，怎样使细胞增殖，发挥细胞毒诱导凋亡，调节细胞周期，药物之间如何发挥相互协同作用。单药的预实验大部分单

药对肿瘤都没有效果，然后我们做它的中效原理，做它药物之间的配伍关系，结果发现其中 3 个药物有促进疗效的作用。中效原理，当这条线在 1 以下就是协同的，在 1 以上就是拮抗的，这对我们研究化疗尤其是联合化疗非常有用。最后我们发现这 11 个药里，有两个药物做正交实验的时候，虽然它单药有效，但是做正交设计的时候加不加这两个药处方疗效都一样，所以它的靶点被其他的药物给占用了，这两个药我们就把它删除掉了。最后我们做了动物实验，做了对照组的动物实验，再做了递进量组实验，最后得出了现在的结论。

附　录

一、精选问答

学生：请问如果一个乳腺癌患者的癌胚抗原（CEA）突然升高，既往检查未见异常，那应该怎么办呢？

老师：癌胚抗原（CEA）是乳腺癌的一个肿瘤标志物。CEA升高一般提示肠癌、肺癌的可能性比较大，这也是乳腺癌一个特征性的标志物。当CEA增高的时候，肿瘤标志物的升高有一些是干扰因素，例如有炎症的时候它也可以升高。排除干扰因素，更多的是因为肿瘤活跃。从发现CEA升高到发现一个可测量的实体瘤病灶，通常要3个月到半年，因为肿瘤一旦活跃，CEA就可能升高，但是肿瘤在2cm左右的时候，普通的CT才能明确肿物性质，这个过程需要一定时间。

对肿瘤标志物升高的患者我们要提前干预。西医做过卵巢癌的研究，CA125是卵巢癌很好的肿瘤标志物，CA125的持续升高提示肿瘤复发。有的研究表明，CA125升高的时候就去做化疗与肿瘤复发后再做化疗相比，患者的生存期并没有显著延长，但是这个也有争议。因为化疗毒性反应很大，如果CA125升高就做化疗，那么总的化疗频次增加了。一个中医不好治的大肿瘤，CA125增高的时候中医给药效果就好。中医没有毒性反应，但应用化疗以后对人体伤害很大，中药吃一年也不会有什么不舒服。所以我们还是主张提前干预的。不仅是卵巢癌，如果是乳腺癌我们也主张提前干预。因为中医提前干预有优势，我们属于毒性反应很小的治疗。甚至对患者看不到明显的毒性反应，有的体质还有改善。我们就建议提前给予中医抗肿瘤的干预，但西医一般认为要等到肿瘤复发再干预。

学生：因为这个乳腺癌患者一直都每3个月复查，但这个月CEA突然升高。这次她在做检查之前，做过针刀、针灸、推拿，还出过车祸。这些原因都会导致突然之间的CEA升高吗？

老师：对，在炎症的情况下，尤其是在消化道的炎症、呼吸道的炎症情况下，或者说有其他创伤的情况下，有可能会干扰CEA的值。但是，既然她CEA升高，我们建议起码要中医干预。她是没有西医提前干预指征的，西医一般要等到可评价病灶，认为好判断疗效，也更好地影响预后。由于中医治疗是基本上没有毒性反应的，提前干预对患者有利无害。

学生：老师可以问一个关于脏结的问题吗？

老师：脏结描述了恶性肿瘤终末期的一个表现。你是想学终末期恶性肿瘤怎么治吗？

学生：对，就是像刚刚脏结在讲的，如果患者已经是Ⅳ期大肠癌，即使经过放、化疗还是进展，这样算是脏结的一种吗？

老师：Ⅳ期肠癌不一定是终末期，西医讲的终末期是预计患者生存时间小于100天，结直肠癌转移以后，有的患者用姑息治疗还能活两三年甚至更长的时间，所谓的终末期就是这个病，其实抗肿瘤治疗已经没有意义了。

学生：因为现在患者不想再用西医治疗，希望可以用中医来处理，但是不知道中医该如何处理？

老师：不想用西医治疗，并不等于患者不该用西医治疗。首先要告诉患者西医能够帮到他什么程度，因为患者是缺少医学知识的。很多晚期肿瘤患者都不想用西医治疗，但是你要告诉他西医治疗后他大概率能活多久。如果中医治疗没有效果，那么这个患者可能几个月就得死，而且多数情况下中医治疗对这种肿瘤控制不好。如果患者还不愿意接受西医的治疗，可以给他开中药，我们用中药治疗也有控制得好的。但是总体上来讲，尤其是对普通的肿瘤科大夫来讲，你没有10年以上的修行，几乎能活3年的患者到你手上一般就能活半年左右，所以你一定要告诉他。这个不是终末期的肿瘤，终末期的肿瘤一般生存期是小于 100 天的，真转移到了那一步，全身的状况很差。美国人做了个研究，结论是经过传统医学治疗的患者与不经传统医学治疗的患者相比生存期缩短，意思是得了肿瘤吃中药的人生存期短。这是经过大规模临床研究发表在高级杂志上的文章，文章分析的原因是这些人很多不再接受西医治疗，有可能是中医不太了解，也有可能是患者不愿意治。但是不管什么原因，他们没有接受严格的西医治疗。

第二，外国人认为中医治疗有可能降低西医疗效，因为药物之间会相互反应，然而大量的中医并不明白药物之间的相互反应。举个例子，我们讲细胞周期的时候讲过一个概念，当细胞处 G0 ~ G1 期，也就是非增殖活跃期，这个时候肿瘤细胞长得慢，在这个时期用中药就有效。可是抗代谢类的化疗药，在 S 期才有效，还有很多化疗药要在 M 期才有效。如果中药把细胞停滞在 G0 ~ G1 期，患者化疗的疗效会更差，因为没有发生增效作用反而发生了减效的作用。

简单举个例子，中医当开解毒中药的时候，解毒的药物仅仅是对肝脏解毒吗？化疗药就是毒药，解毒药有没有可能把化疗药从细胞内移到细胞外了？如果把针对肿瘤细胞的化疗药从细胞内移到细胞外，那不就是降低化疗疗效了吗？所以西方人对在做化疗期间服中药，很多人都排斥。因为很多中医的专家学者不懂西医，所以他的方可能有正面作用，也可能有负面作用。我有很多患者是单独用中医治疗的，其中有很多患者反馈效果也很好。但是我非常反对单独的中医治疗，除非这个人执意要求纯中医治疗，同时他的肿瘤确实分期晚。所以原则上他要来找我寻求单纯的中医治疗，我要告诉他的第一个事情就是，你要小心，我不支持。但是，他非得要单独吃中药。那个涉及结直肠癌的处理，要把一条一条经讲完，就算我把六经辨证都讲完了，治疗结直肠癌单独用中药总体上来说效果还是不好，因为我讲结直肠癌，起码要把中医、西医一起讲明白是怎么回事儿，这需要一周的时间。所以我们讲这个肿瘤六经辨证只是一个很概括的内容。

学生： 想请问一下，临床上您在使用商陆和甘遂，一般剂量会从多少开始加减呢？

老师： 商陆临床上我一般是用 10g，甘遂我一般不用。如果要使用甘遂你可以用大陷胸汤的原方用醋在外面敷，来解决他胸水多的情况。因为我是受过西医训练的，对我们来说抽胸水是很基础的一件事，所以我们不用这些中医峻下逐水的方法来处理胸水。用了中药之后还可以用针刺，针刺也有效，也能够缓解胸水。商陆 10g 煎服，为什么要先煎？因为要防止商陆没制熟，没制熟的商陆含有商陆毒蛋白，对人有毒。实际上再煎一下，一加热毒蛋白就被破坏了，很安全，每天 10g 吃 10 年都没问题。另外，商陆外用效果也很好。这个药外用很安全，对皮肤也没有刺激作用。比如说胃癌"在心下按之石鞭"，可以将商陆调醋外用，治疗肝癌也可以，治疗胸水也可以，很安全。

学生： 老师好，我有一个关于小陷胸汤的问题想请教一下。对于支气管扩张症，这类患者肺远端的支气管比较容易扩张，产生很多黄痰，而且咯不出来。这种病您也会建议用小陷胸汤处理吗？谢谢！

老师： 我一般不用小陷胸汤处理，我自己很少用小陷胸汤治疗支气管扩张症。支气管扩张症实际上是肺痈，肺痈包括两个病，一个是肺脓肿，另一个就是支气管扩张症。而肺痈分为急性和慢性。《金匮要略》上说肺痈会出现慢性的肌肤甲错，可以看到经过治疗的患者胸部皮肤呈鱼鳞状，你观察过没有？

学生： 有些中老年人确实有这种症状。

老师： 对，这类患者的肺组织就可能有支气管扩张，我们当痈证、当外科病来处理。这是一个化脓性感染，一般是球菌感染，特征性的药物就是金银花。在使用大剂量的金银花的基础上，考虑到肺部的特点加减用药，比如《千金》苇茎汤是治疗肺痈的代表方，加入大剂量的金银花 30 ~ 60g。这里要注意一个问题，支气管扩张症与患者化脓性感染的治愈率有关系。如果化脓性球菌潜伏在体内反反复复地发作，这个潜伏的化脓性感染病灶不能治愈，支气管扩张症是不能够根本缓解的，因为肺痈没治好。

除了针对病原菌比较强的药，还有一个针对化脓性感染比较强的药，就是《千金》苇茎汤中的芦根，芦苇的根。但是芦苇的根有一个特点，不耐久煎。与煎煮法有关系，如果煎煮久了效果不好。因为我们常规煎药的时间比较长，但芦苇最好煮沸后再煎煮15分钟。

学生：大肠癌晚期的患者进行放、化疗后肿瘤还是持续生长，所以患者想放弃化疗直接用中医治疗，所以还是要建议他继续放、化疗是吗？

老师：他可以用靶向治疗。

学生：都试了，就是他觉得已经是那么久，他试了两三年了，然后他就说肿瘤不减反增，所以他想使用纯中医。

老师：那我问你，如果他不试，他能活多久？

学生：半年之内吧，我不敢跟患者这么说。

老师：所以我们的很多患者只看到他用了西医治疗后肿瘤在增长，就认为西医是没有效果的。他没有看到他的自然寿命只有3个月到半年，他用西医生存了3年，肿瘤还在生长，就认为西医是没有效果的。

学生：是，他是觉得怎么肿瘤还在增大，那西医就是没有效，所以他不要用西医。

老师：如果西医没有效，患者是活不了那么久的。患者现在是可以用中医来治疗的。等我们把整个六经辨证讲完，还可以探讨结直肠癌在治疗中要注意一些什么。这个问题很复杂，包括转移不同的脏器，处理方法都不一样，所以要把整个六经辨证听完。因为这个问题实际上涉及肿瘤的方方面面。痰、热、瘀、毒、虚，痰怎么处理、热怎么处理、瘀怎么处理、毒怎么处理、虚怎么处理？每一个肿瘤都有这些问题。不能说西医没有效果，如果西医没有效果，患者活不到今天，因为在肿瘤转移之后，患者本来只能生存3个月到半年的，西医治疗生存了两三年了，他的生存期就已经很长了。我们很多患者的观点是有问题的，如果他用西医治疗使肿瘤不再生长，控制得很好，不就一直生存下去了吗？但是现代医学还没做到让这么晚期的肿瘤患者一直生存下去。

学生：谢谢老师。

学生：老师，请问肝转移可以用柴胡鳖甲汤么？

老师：可以用，但效果不好。这个方对原发性肝细胞癌效果最好，胆管上皮癌要按照胆道肿瘤去治。第一，肝脏有两种肿瘤，一种叫肝细胞癌，一种叫胆管上皮癌，都是原发的。胆管上皮癌要按照胆道肿瘤的原则去治。第二，继发的肿瘤要考虑肝脏和原发灶，什么意思呢？结直肠癌转移到了肝脏，它还是肠癌，它不是肝癌；肠癌转移到肺脏它还是肠癌，它不是肺癌，所以要按肠癌去治，但是既然转移到肝脏，又受肝脏的一些特性的影响，要考虑到本质是肠癌，但是又和少阳经或者厥阴经有关系。

学生：所以这类患者您会建议加哪一些药？那个患者本来这两年多控制得还不错。最近被告之只剩下1～3个月的生命了。

老师：关键是原发灶。肺癌肝转移，要当肺癌治，加柴胡、黄芩之类的药。要用治疗肺癌的方，用治疗肺癌的药。守宫（即壁虎）对肝癌有效，肝癌可以用。但是如果是从肺转移到肝脏的肿瘤，蜈蚣更有效，因为蜈蚣对肺癌有效。如果是乳腺转移到肝脏的肿瘤用全蝎更有效，全蝎是特异性治疗乳腺的，这区别就出来了。

那我们是怎么知道蜈蚣治肺癌、全蝎治乳腺癌的呢？读古籍。古籍上经常说蜈蚣治疗肺部的咳嗽、治疗肺痨。我们治疗肺痨有一部分是肺结核，一部分就是肺癌，患者表现咯血，你要回到中医古籍去，回到本草，回到海量的文献里去，把这些有用信息提取出来。对于虫药的应用，需要知道哪个虫治哪个病，比如蜂房治什么？乳腺癌溃烂所使用的洞天救苦膏就用到蜂房。中医是用蜂房治疗阳痿的，提高体内雄激素可治疗乳腺癌。前列腺癌阳虚，就不能用蜂房，不可以提高雄激素。肿瘤科的专家为什么难当？因为肿瘤专家需要的知识背景很深，要不然治不了不断进展的恶性疾病。

学生：老师，刚才听到化疗后的口腔溃疡，我有一个问题，就是狐惑病，"蚀于喉为惑，蚀于阴为狐"，《金匮要略》用甘草泻心汤治疗，现代医学认为是白塞综合征，我有这样的患者，但是用甘草泻心汤的效果不是非常好，想请教老师，溃疡有什么更好的方法吗？

老师：白塞综合征是个免疫病，中药治疗要去调节免疫应答，甘草泻心汤仅仅是对症的方，对症的方有些人有效，有些人效果不好，因为没有真正去终止免疫应答。如何终止免疫应答涉及另外一门学科，是中医免疫学的范畴，不是这门课能说清楚的，任何一个疑难疾病要治愈，都要从根本上找原因，建议你听听"中医免疫学"这门课。

学生：某些中医肿瘤医师认为中医治疗肿瘤对各种不同的转移灶有各种不同的辨证，请问老师对各种不同的转移灶，中医的思考方向是什么？

老师：转移灶要当原发瘤去治，这是第一。第二，你要考虑到它所转移的脏器，不同脏器的转移有不同脏器自身的规律。如转移到肝脏要疏肝；转移到皮下，要发表；转移到脊柱两侧，大多数考虑是太少两感证。

学生：有些癌症会有容易转移的脏腑，中医治疗的时候需要提前去截断吗？

老师：结直肠癌就容易出现肝和肺的转移，我们治疗的时候会注意防止它往肝和肺转移，会把有些药加进去。为什么结直肠癌最容易往肝脏和肺脏转移？出现肝脏转移，中医认为是木克土，结直肠癌的处方里有疏肝的药物；肺转移中医认为是肺与大肠为表里，处方中会加走肺的药物，宣肺的方法本身对肠癌就有效，然后再疏肝，防止木来克土。但是这些都是辅助的药，处方中加一味两味就行了，还是以治疗结直肠癌为主。结直肠癌宣肺用石上柏，疏肝用猫人参、猫爪草。

学生：老师可以分享一下治疗胆囊癌的临床经验吗，还有它预后怎么预防复发？

老师：肿瘤的中医治法是大的方向，只有落到药上才更加精确。太湖学堂有"肿瘤验案"这门课，大家可以去学习。比如有胆囊癌伴有胰腺、十二指肠和肝转移的医案，这个患者 2006 年 9 月发现胆囊癌累及胰腺及十二指肠，因为患者发现的时间比较晚，而且胆囊的位置比较隐蔽，同时又累及胰腺和十二指肠，局部就没有做根治术，只做了姑息切除，术后化疗了多个周期，2007 年 11 月确诊肝转移，中间其实只有一年零两个月时间。胆囊癌的恶性程度比较高，之后就是肝脏局部用射波刀处理了一下，然后又做化疗。2008 年 4 月起开始中药治疗，期间继续做了射波刀和化疗。最后一次化疗是 2008年 12 月。之后因为他的肿瘤进展了，不愿意再用西医治疗了，就一直纯中医治疗至今。至今不是今天，因为我最近两年没出门诊，也没回访，我也不知道最近两年他的情况，所以至今不是 2020 年，大概是 2019 年。我们在 2016 年和 2017 年都还在做随访，2018 年就做得少了，2019 年和 2020 年就没做了。也就是说不一定有 10 年，要是最早 2016 年就没做随访了，那就是 8 年。如果是到 2018 年的话，那就是 10 年，也就是纯中医治疗有 8~10 年的时间。最后一次随访的时候，患者的病灶还是稳定的，他的生存期很长，就一直用中医治疗。

患者的处方有茵陈、白豆蔻、藿香、黄芩，这是甘露消毒丹，在甘露消毒丹的基础上加了穿山甲、鳖甲、牡蛎，这是三甲散，又加了郁金、麦芽，也就是吴门验方加味硝石矾石散的架子，又加了薏苡仁 60g，因为胆道肿瘤和胰腺肿瘤很相似。八月札是专门走肝胆经的，里头还有点乌蛇。我现在都不用蛇了，患者可能瘀血比较重，所以用了乌蛇和三七联合使用。八月札配郁金也有颠倒木金散的影子。

其实就是这么一个方加加减减给患者用，但是有的患者处方里没有硝石矾石散，而是单用甘露消毒丹，这说明患者食欲不好，白矾太苦，首先要改善患者的食欲，等患者食欲好了，那些药才能加上去。先解决患者食欲不好的问题，用茵陈、白豆蔻、藿香、黄芩，说明患者的舌苔很厚，加60g薏苡仁，薏苡仁抗肿瘤，对胆道、胰腺的肿瘤有效，尤其是对胰腺癌，所以加上了薏苡仁。

学生：老师请教一下，您刚才提到的一些虫类药，素食者有一些禁忌。您刚刚提到的蜈蚣有没有其他植物性的药材可替代？

老师：没有。每一味中药都有它的特性，但凡可以替代的药，都是对这个药的理解不深，一个药如果用得很精就根本不可以替代。鳖甲能够替代龟板吗？二者都养阴散结，但是鳖甲抗纤维化的作用很强，龟板能够增强促乳素，吃了龟板有喜悦感，鳖甲就没有，龟板能够打开耻骨联合，能够缩短产程，胎儿不下、难产可以用，这个作用鳖甲就没有，它们的差别非常多。真正的中药是不可能替代的，桃仁不可以替代红花，当归不可以替代川芎。治疗肿瘤的时候要用中药的特性，而不是用中药的共性。如果用当归和川芎的共性，那普通的治疗，一般的内科病能解决一些问题，但是肿瘤这种大病是要用药物的特性，就要涉及药物不可替代的东西，所以这些虫类药不可替代。这方面我也没想到其他的办法来解决。

学生：有一个食管癌患者，在10月份做了手术，但手术后反复出现胸水，患者已经抽过3次了，右边抽了两次，每次900mL，左边抽了一次800mL，各种检查找不出原因，胸水里面也没有癌细胞。

老师：胸水是不是血性的，有没有血细胞？

学生：非血性的，不知道原因是什么，这个应该怎么处理呢？第二个问题就是老师您的书中说威灵仙是食管癌的专药，原因为何？谢谢！

老师：这个胸水是因为食管癌手术后把胃提上去了，这个可能导致胸膜受到刺激产生非血性的胸水，这种非血性的胸水对患者的预后影响并不大，而且胸水的量不会特别多，这个时候你可以按很多中医的办法来处理。比如说半枝莲、葶苈子、白芥子，加上卷柏，这些药对缓解胸水有用，这个胸水一段时间以后就不会再长了，但前提是要排除肿瘤转移。在排除肿瘤转移的情况下，胸水的处理是比较容易的，这是第一个问题。

第二个问题的威灵仙是食管癌的专药，太阴病篇讲到进退青龙汤，会详细讲威灵仙这个药，它能直接作用到食管，比如吃鱼刺卡着了就喝威灵仙熬的水，它能直接作用于食管，包括能松弛食管的平滑肌，对食管良性的疾病和恶性的疾病都有效，它相当于一个引经药，把药带到那里去。治每一个肿瘤都要把药带到肿瘤去，这会增强整个处方的疗效。

学生：请问西医对胸水可以无限制地抽下去吗？据我的了解应该是不行的，胸水里面有很多营养物质，最后会导致患者乏力，请问胸水在临床上是每次产生胸水就抽吗，是否有什么限制？

老师：胸水是渗出的还是漏出的对人体影响不一样，漏出的会有些蛋白质出来，长期抽胸水会导致人体蛋白质流失。还与放胸水的量是多少有关，放出的量多对蛋白质有影响，量多还能引起纵隔摆动，这就很危险了。一般是，700~800mL，1000mL以下。还与抽的是否频繁有关，多少天抽一次？（学生回答5天）5天抽1次不是特别频繁，但是长期这样也不是办法。这个时候可以上中药。西医可以做胸膜固定术，直接把胸膜闭合防止形成胸水。你可以先用中药，要用一些作用于胸膜的中药，现代药理研究证明，具有关闭水通道蛋白作用的药，而不是甘遂这些药。

学生：谢谢老师，您前面讲过半枝莲等。

老师：对，还有卷柏，加上卷柏这些都可以，还可以加旋覆花，就是香附、旋覆花的思路也可以用，瘀咳汤就是香附、旋覆花的套路。如果患者的胸腔没有粘连，把处方里的蜈蚣、三七去掉。如果患者形成胸腔粘连了，瘀咳汤就可以用。

学生： 老师，我想请问一下肺癌的靶向药易瑞沙用过之后会引起患者的皮疹和水肿，中药是否可以帮助改善症状？

老师： 易瑞沙用了之后出现皮疹，治疗这种皮疹有两个办法：一个是内服药物，一个是外用药物。皮疹本质上是一个血管的损伤，是血管炎，中医要从血分去治。如果你血分治疗的方法不会，可以以化肝煎为基础加些凉血的药去治，会有些效果，化肝煎里有丹皮、栀子走血分，再加一些走皮的药，因为化肝煎不走皮，这是第一。第二还可以用中药外洗，外洗的思路也很相似。因为皮疹多伴有炎症，中药要加一些清热解毒抗炎的药物，加一些凉血的药物，加一些保护皮肤的药物，就是一些富含 B 族维生素的药物。哪些药物富含 B 族维生素？白茅根、芦根这些药就富含 B 族维生素，能够促进皮肤伤口的愈合。

学生： 老师，请问之前您讲子宫肌瘤不能用真武汤，可是如果患者脾肾阳虚很明显的，用真武汤加上化痰化瘀的药是否就不会有子宫肌瘤长大的副作用？

老师： 可以明确地说即便有脾肾阳虚的症状，患者的子宫肌瘤也不是由肾阳虚引起的。人的体质是很复杂的，一个证型和疾病之间不完全是平行的。举个例子，胆结石患者常常表现为肝气郁结，如果他被人用刀砍了你要止血，止血和疏肝解郁有关系吗？你快速用点止血药就行了。同理，当子宫肌瘤患者表现为脾肾阳虚的时候，你会发现大部分表现为脾肾阳虚的患者吃了真武汤子宫肌瘤长得更快。对表现为脾肾阳虚的患者怎么处理，要用桂枝茯苓丸加大剂量的地黄来补肾。脾主肌肉，子宫肌瘤是肌肉的疾病，所以这种病我们是很少考虑用附子去加半夏或天南星这些药物来处理的，这些药对子宫肌瘤效果不好，而且多数会促进肌瘤生长。中医的辨证和辨病很多时候是不平行的，对功能性疾病，证和病基本是平行的，辨证论治对功能性疾病没太大问题，方向对了多少有点效，但是对器质性疾病有时候会有问题。

再举个例子，明明是心脾两虚的患者该用归脾汤，为什么很多人反映用了归脾汤子宫肌瘤长得更快？部分子宫肌瘤的患者会伴有月经量大，大量的出血表现为贫血，贫血之后明明表现为心脾两虚，贫血后血细胞减少，血细胞减少携氧就少，携氧少了之后外周代谢就低，代谢低患者就手脚冰凉，中医就诊断为阳虚，但是实际上患者是血虚，血虚也可以手脚冰凉。我们一般说阳虚才手脚冰凉，血虚怎么会手脚冰凉？因为严重的贫血后血红蛋白减少，导致上述的代谢减弱，局部产热低导致手脚冰凉，这个和真正的阳虚去比，患者是个芤脉，真正的阳虚患者是不见芤脉的，真正的阳虚是一个沉、迟、微的脉。所以这种情况用了温阳的药，肿瘤会长得更快。

治疗肿瘤最关键的就是因果关系，一定要把原因找出来。患者诊断肿瘤了以后出现烦躁、情绪异常，还是情绪异常导致她的肿瘤，这两种情况处理她情绪异常的疗效就不一样。很多人是因为诊断肿瘤之后怕了，所以情绪异常；还有些肿瘤是因为长期的情绪异常刺激导致的，不同原因处理不一样。纠正原因比控制结果有效，纠正结果对控制肿瘤不见得有效。当然，严重的情绪异常会影响肿瘤进展，导致异常免疫，不利于肿瘤控制。患者轻度的情绪异常，由肿瘤引起的，纠正了也不见得缓解肿瘤。诊断肿瘤后要死要活的患者，纠正情绪异常会不会有助于肿瘤控制，这个不是纠正了情绪异常而使肿瘤控制得更好，是因为极其严重的情绪异常会使肿瘤更加恶化，纠正情绪异常使肿瘤恶化被阻止了。强烈的精神打击会导致肿瘤的快速进展，而不是纠正了精神打击可以更好地控制肿瘤的进展，这两种情况是不一样的。

学生：很清楚，谢谢老师！我的一个患者就是因为子宫肌瘤导致血崩呈现血虚的状态，然后我就用四物汤补血养血，血没有补起来，结果子宫肌瘤反而增大了。

老师：因果关系错了，我讲的就是您的例子，特别的经典。因果关系错了，她不是血虚导致的子宫肌瘤，她是子宫肌瘤导致月经多了引起的血虚。什么叫作治病求本？治病求本不是求这个证，而是要分析什么原因导致这个证，把原因找出来，就是审证求因。由于中医的辨证论治是横断面的，我们是看患者表现来辨的证，然后就认为这个证肯定就是疾病的原因，有这个证才有这个病，恰恰很多时候在肿瘤这类疾病的时候，是有这个病才有这个证，而不是有这个证才有这个病，这个时候辨证的处方就效果不好。

学生：老师，大黄会抑制胃肠蠕动，大黄也能促进胃肠蠕动，请问什么样的剂量又通便又不会导致便秘？

老师：大黄调节消化道的运动，其中的蒽醌是它的有效成分，大黄和何首乌，蒽醌类都是它们的有效成分，都属于蓼科，还有虎杖，这些药有共性又有个性。比方说大黄蒽醌，何首乌和虎杖都含有，它们都通下，但是有的还含有其他成分，有的就表现为补虚，有的表现为治疗烫伤，能清热，但蒽醌是它们共同的通下成分。

蒽醌的特点就是促进消化，它对消化道运动是先促进后抑制，先是肠道运动增强，随后会发生胃肠道运动的抑制，这个抑制作用的强弱就体现在患者脾虚的强弱。胃肠不虚的人它的作用不那么敏感，如果是一个脾虚的人，它的作用就比较敏感。举个简单的例子，脾虚的人感冒以后更不想吃东西，感冒后肾上腺素分泌增加，它可以抑制胃肠道的运动，但是对正常的人这个抑制作用就弱，感冒以后不想吃东西症状就轻，对脾虚的人它就明显。所以，脾肾阳虚的人用了大黄之后更容易导致先是促进胃肠道蠕动，随后抑制胃肠蠕动又出现不便，不便就吃大黄，腹泻以后又抑制，抑制又便秘，继续吃大黄，最后就形成习惯性便秘，越吃越排不出来，这种情况的根本是要纠正他的脾肾两虚。

什么意思？就是说如果是气虚的人要用大黄应该是在桂枝加芍药汤的基础上加大黄，桂枝加芍药大黄汤，等大便通了再用桂枝汤。因为太阴病"以其人胃气弱，易动故也"，量大了患者就腹泻。还可以在桂枝加芍药大黄汤的基础上加点党参，加点太子参，加点参进去增强桂枝汤的补气作用，气够了就能促进消化道的蠕动，大便就排出来了。

还有肾虚便秘，肾虚又分成两种，肾精亏虚和肾阳虚。肾精亏虚的代表方是济川煎，肾阳虚的代表方是大黄附子汤，也可以用温脾汤。只有在纠正了患者的脾肾两虚，或者脾虚，或者肾虚的基础上去使用大黄，才不容易导致大黄继发消化道功能的抑制所导致的习惯性便秘。

学生：早期的肺癌西医可以手术，但是手术之后常常会出现咳嗽、胸痛之类的症状，西医认为可能是肋间神经和迷走神经受到损伤，老师有没有治疗这种情况的经验？这是第一问题。第二个问题是癌症与一般的疾病不一样，器质性疾病不能用一般辨证论治来治疗，那请问针灸有相同的理论吗？

老师：第一个问题，肺癌术后引起的咳嗽或胸痛是两种表现。咳嗽是因为局部肺切除，这个手术有好几种术式，可能是肺段切，也可能是肺叶切，切除造成局部伤口，纤维组织愈合会牵拉肺组织形成咳嗽。这种咳嗽一般在术后 1~2 个月会逐步缓解。有的早期还会产生胸水，可以对症处理一下胸水和咳嗽，除非胸水比较多，我们一般都不做处理，因为这种咳嗽在术后 1~3 个月就会自行好转。

胸痛要处理。胸痛和肺的手术有关系，肺部手术要把胸腔打开，把肋骨撬开，导致肋神经紊乱，肋神经受损容易形成神经瘤，就是它那个神经紊乱之后受损的地方增生膨大引起持续的疼痛。这个疼痛关键是早期处理，如果术后 14 天胸痛很明显，要及早用一些活血的药物，等形成神经瘤以后再去处理效果就不好了。很多病比如中风，实际上我们很多患者完全可以恢复得和正常人差不多的，看不出明显中风，但是如果中风 10 年，床上躺了 10 年了再找我治，我都不治，也没效。恢复期就半年之内，而且中风处理越早效果越好，同样的道理，这种胸痛需要及时处理，及早处理不难，但当真的发生神经瘤了，严重的胸痛，再治效果就不好了，就是因为没有得到及早的处理。

第二个问题，肿瘤是个器质性疾病，不是不能辨证论治，形质病是要针对病去治，但是有少数的肿瘤，证和病的病机是完全吻合的，辨证论治是有效的。比如说胃癌表现为脾虚的时候，六君子汤就有效，而其他的很多肿瘤表现为脾虚时候，六君子汤就基本没什么效果。还是在于证和病之间的关系，把证和病的关系弄明白了，就知道什么时候辨证论治，什么时候辨病论治。当辨证论治和辨病论治完全吻合的时候，说辨证也好，说辨病也好，没有区别，因为这两个是完全吻合的。当辨证论治和辨病论治不完全吻合的时候，这个时候你要放弃证，因为绝大多数肿瘤会出现同一种证。

针灸治疗肿瘤有一些效果，不夸大也不否认，针灸治疗对乳癌术后淋巴水肿有效，因为淋巴水肿的原因就是局部纤维组织增生。乳腺癌手术要清扫局部淋巴结，手术导致纤维组织增生，纤维组织增生后淋巴回流就不畅，用针灸疏解就有效。

再举个例子，肿瘤周围会伴有肿瘤相关的炎症，摸着一个皮下肿块 5cm，但肿瘤其实并没有 5cm 大，是因为肿瘤组织周围都被炎症组织包裹，觉得包块比较大，针灸缓解了炎症，5cm 变 3cm，那是不是真的就是肿瘤小了呢，有好多问题是需要我们进一步去思考的。

学生：患者是 1 型糖尿病，又有自身免疫病，请问怎么思考呢？是先辨病再辨证？

老师：糖尿病的中医证型从早期的阳明热，到阴虚，到气阴两虚，到阴阳两虚，到夹有瘀血，它是一个持续延续的过程。部分糖尿病患者合并胆囊炎、胆结石，所以也可以伴有肝郁证。知道糖尿病证型、发生、发展的规律，那么中医辨证就比较准确，其实，会不会选择对糖尿病特异性的药物才是关键。

辨证论治治疗某些疑难疾病效果不好的原因在于选择的药针对性差。比如，糖尿病的患者可能既有肝郁又有阳虚，脉弦，手脚冰冷，就可以用暖肝又降糖的荔枝核。对于这种患者，选择其他疏肝、暖肝的药物,如小茴香、乌药等效果往往不理想。但是荔枝核用上去血糖就下降。不是医生辨证水平低,而是医生缺少专科知识,不知道药的特异性。

糖尿病的第一个证到最后一个证,大方向辨对了,多少有点效。真要把血糖控制到理想水平,有些轻症的比较容易,或者正好碰对了,血糖水平也能下降。但是难治的、复杂的或者没有碰对的,效果就不好,可重复性差。因为医生没有掌握到这个病的客观规律。哪些疏肝、暖肝、补肾、清热、活血的中药能降糖?如果不知道,即使辨出了气虚、阴虚或者瘀血,所选择的药物都是在没有规律地应用,只能以改善症状为主,很难使血糖真正持续长期的达到稳定状态。

糖尿病也是一门课,一个学科,这个病不是一言两语可以说清楚的,比如补肾药里的山药是降糖的特殊药物。清热的黄连和黄芩相比,黄连能够降低血糖。黄芩对有胆囊炎胆结石的人作用明显。补气药黄芪对血糖影响明显。脾虚选苍术、白术能够降低血糖,尤其以苍术为代表。患者食欲不好,苍术和白豆蔻都能改善食欲,但白豆蔻会升高血糖。

所以治疗的关键不在于简简单单的辨证论治,而在于药的选择。辨证论治是基础。同样一个卵巢癌,或者乳腺癌、前列腺癌,肾虚证都辨不出来,那是医生的中医水平太低。同样是肾虚证,是该选补骨脂,还是该选淫羊藿,这就是专科的内容。糖尿病的证型不外乎就是气虚、气阴两虚、阴阳两虚,还有气分有热,阳明经的热,肾精亏虚兼有瘀血兼有肝郁,所以,要控制糖尿病的话,选药才是关键。

学生:请问老师,肿瘤高凝血状态在用活血化瘀药的时候,会不会有一些药反而会造成肿瘤的血管新生,这方面要怎么样掌握?

老师:中医早期的研究认为,活血化瘀药物可以促进肿瘤的转移,后期的研究都没有重复出来。我们认为,第一,活血化瘀的药物,我们在大量的患者身上使用了多年,没看到出现转移的作用。

第二,癌症患者出现的高凝状态是绝大部分患者都有的。对癌症患者使用活血化瘀的药物，一般来讲不会促进肿瘤转移，除非患者瘀血不是很重，用了大剂量活血化瘀的药物，或者错误使用活血化瘀药物的时候，有可能对肿瘤有影响。活血药破气，患者吃后会乏力。很多活血化瘀药物都有免疫抑制作用，大剂量地使用活血化瘀药物，这种活血破气的作用会导致患者的免疫功能低下，不利于肿瘤的控制。

比如，没药含大量雌激素的类似物，有抗雌激素作用。治疗前列腺癌和前列腺增生，原则上不使用乳香和没药，尤其是没药。乳香是增强没药疗效的，单用乳香问题不大。前列腺癌和前列腺增生需要雌激素治疗，而不是抗雌激素治疗。

比如，肿瘤的治疗很多医生喜欢用莪术。大剂量莪术容易导致患者乏力，张锡纯用莪术配人参、黄芪，防止莪术耗气和抑制免疫的作用。对于用活血化瘀药物治疗的肿瘤患者，我喜欢用三七，它的活血作用和剂量有关系：3g、6g、9g，3种剂量的三七呈现出了养血、益气、活血的3种不同的效果。小剂量的三七有养血和益气的作用，三七含人参皂苷可以补气，人参皂苷是人参的有效成分。三七剂量大的时候，有破血的作用，出血倾向的患者慎用。在癌症患者身上，除了有禁忌的，我用3g三七，既活血又补气又补血。它补气还不促进肿瘤的生长，因为它有活血的作用，就拮抗它的补气作用；它活血还不破气，因为它有补气的作用去拮抗它活血的作用。一味三七就相当于人参配莪术，而且它对肿瘤有效果。当三七的剂量用得很大的时候，它的作用就有点像莪术，表现为破气、活血的作用。

活血药在肿瘤患者身上的选用，取决于医生对每一个肿瘤特异性的了解。比如肝癌，合并有肝硬化，肿瘤纤维组织很明显；或者卵巢癌，有时候会考虑用到桃仁。大黄䗪虫丸里用桃仁，妇科药很多时候活血也选桃仁。乳腺癌活血选没药，比如西黄丸、醒消丸和神效瓜蒌散治乳腺的都选没药，乳香配没药抗雌激素。每一味药都有它的特性，这个特性是体现在每一味药物上，而不是某一味药物。

活血化瘀对肿瘤有效，这是一个大的概念。研究肿瘤需要掌握每一味药物的特性。比如头痛用川芎，大部分头痛用川芎30g都有效，因为它能够透过血脑屏障。通窍活血汤治头痛有麝香，它也是帮助透过血脑屏障的，可以川芎配麝香等。血脑屏障是保护脑组织的，很多的中西药物对中枢神经系统肿瘤是没有效的。治脑肿瘤时，要考虑帮助药物透过血脑屏障，可选川芎。

学生： 请问老师在虫类药物的剂量，配伍煎煮法方面，有没有特别的地方？

老师： 第一，虫类药物一般打粉吞比煎煮效果好。第二，蜈蚣最擅长治疗肺癌，能止咳嗽。我治疗肺癌的方常常有蜈蚣，剂量不能每天超过8g，服用超过8g的患者皮肤容易出现红斑。虫类药都有过敏的问题，过敏的人不能用。古籍里全蝎是治疗乳腺癌的，对乳腺癌效果明显。僵蚕有利尿作用，可治膀胱癌。蜂房调节内分泌，包括动物的肾、鞭都是治疗生殖系统肿瘤的。天龙主要是对肝癌和食管癌有效，一般剂量3～6g，不超过10g。乌梢蛇对治疗伴有皮肤病症的肿瘤效果明显，但是胃癌不要用，我发现用乌梢蛇促进胃癌肿瘤的生长。这个病我是很明确的，用了之后，肿瘤指标就升高，停药就缓解，再用肿瘤指标再升高，再停药再缓解。而且就这一个药，这是临床观察到的。

动物药的特性从哪里找？从古籍中海量的文献去研究、去分析。为什么古人每次用在这个病上，那么多的文献都选这个药，那么这个药对这个病就有特性。这是需要思考的，这是选择虫类药物的特点。四川人可能用很多虫类药，一个方里面七八个虫类药，用的量也比较大，每个药都好几克，十来克。有些时候见效明显，但有些患者吃了也不好。

学生： 请问老师甲状腺结节，临床上可以预防吗？应该如何治疗？

老师： 没办法预防。如果甲状腺结节是结节性甲状腺肿，桥本甲状腺炎，那当桥本甲状腺炎治。如果是甲状腺的腺瘤，那是良性肿瘤。如果是甲状腺癌，癌症要威胁生命，但甲状腺癌进展缓慢。结节是需要进一步明确诊断的。明确不了就观察，千万不要把甲状腺结节当成一个病，它是个影像学的概念。

当医生首先要明确诊断，知道在治什么病。影像科医生只是提供一些参考信息，并没有下任何诊断。甲状腺癌或者甲状腺的腺瘤就是良性和恶性的疾病，这又涉及甲状腺癌该治不该治的问题。什么情况该早期治，什么情况不该早期治，也给它分期等。简单来说，在三子养亲汤基础上加夏枯草、猫爪草，再加瓜蒌、贝母，然后根据患者的情况处理，不要用含雌激素的药物。甲状腺是雌激素的靶器官，雌激素能够促进它的生长。

要想当好一个肿瘤科的中医，必须学西医。因为肿瘤诊断都是西医的，中医确定的癌症就是乳岩，其他大部分肿瘤中医都没有和西医相对应的诊断。

不学习西医的知识，中医是当不好肿瘤科专家的。因为中医不知道什么时候这个人会死，什么时候西医手术就可以治愈。比如甲状腺癌，如果不是髓样癌，预后就很好。如果没有远处淋巴结的转移，预后也很好。甲状腺癌患者术后主要问题就是甲减，或者患者有些基础疾病或情绪不好，应该是处理患者的这些问题。而恶性程度很高的肿瘤就要考虑复发的问题。如果分期属于三期或者二期 b、二期 c，就要考虑转移的问题。什么样的肿瘤容易复发，什么样的肿瘤容易转移，往哪个脏器转移，提前该考虑用哪个脏器的药，是有规律的。这个规律西医说得很清楚，比如甲状腺癌是乳头状癌，已经做了手术，没有淋巴结转移，患者主要的问题是甲减和情绪异常。如果这个病有淋巴结的转移，容易发生头颈部的转移，一般转移不到远处脏器。解决头颈部的问题，头颈部的药有头颈部药的特殊性。头颈部的药，要用升麻、桔梗升提，头颈部肿瘤的药常见的有贝母、瓜蒌。瘰疬可用夏枯草、猫爪草等。能够拮抗甲状腺的三子养亲汤，莱菔子有抑制甲状腺癌的作用，苏子能够疏肝解郁，白芥子治皮里膜外之痰，甲状腺就是皮里膜外。为什么用苏子，不用苏叶？它毕竟是一个肿物，加白芥子治皮里膜外之痰，与乳腺很相似，它也是在皮里膜外，含雌激素的药物不要加。因为甲状腺是雌激素靶器官，雌激素会刺激甲状腺细胞的生长。这都需要学了西医知识才知道。

学生：请问老师，乳腺癌和肝癌临床上有没有特别的食物禁忌？比如像乳腺癌患者，豆浆这一类的食物，可以服用吗？

老师：乳腺癌有食物禁忌，豆制品与乳腺癌的关系不明确。有说它促进的，有说它抑制的。这个问题有一些分歧，所以我暂时不给你一个肯定的回答。就目前来看，说它促进的声音小了。其他有些含有雌激素的食物，比如蜂蜜，乳腺癌的患者，原则上不让她吃蜂蜜。乳腺癌的患者也不准喝酒，因为酒精影响雌激素的灭活。喝酒的男性患者有雌激素灭活障碍，乳房长的比女性还大。还有以前讲过的木瓜炖雪蛤，这都和雌激素有关系。

另外，还有一些是你控制不了的，比如畜类，在其饲料中添加了雌激素后长得快，那是法律的问题，需要监管。还有红肉，如牛肉、羊肉和乳腺癌的关系，有一些研究说可能与乳腺有关系，少吃为好。白肉是不是就好？鸡长得快要加激素，哪有那么多散养的鸡，自己养鸡也不现实，所以这个问题也回答不了。

还有一些保健品，美容的保健品，越吃越年轻的保健品往往都添加雌激素，需要小心。防止肝毒性的食品，霉变的食品，高胆固醇的食品，容易导致肝脏脂肪蓄积，含酒精的食品，都对肝脏有影响，以上这些回避一下，肿瘤的饮食是门学问。红肉可能和多个肿瘤的发生有关系，红肉和结直肠癌的关系最直接密切。

学生：请问老师，蜂王浆，乳腺癌的患者可以服用吗？还有山药、熟地一类的，可以服用吗？

老师：蜂王浆，乳腺癌患者要小心。山药、熟地没问题，阳和汤里就有熟地。

学生：老师，请问大脑恶性肿瘤有没有比较好的方子？

老师：大脑恶性肿瘤也有很多种，我估计你说的恶性脑瘤就是脑胶质瘤。对于脑胶质瘤第一个要处理的是在处方中要加些能透过血脑屏障的药，比如郁金、川芎。"巅顶之上，唯风药可到"，需要用一些大剂量的疏风药，风药里对肿瘤治疗有效的主要是动物药，僵蚕、蝉蜕、炮山甲、鳖甲，三甲散要加进去。

大脑恶性肿瘤容易形成脑水肿，怎么处理？两个穴位比较有效，一个是灸百会穴，一个是灸会阴穴，脑水肿容易死人，患者也很难受，不停地吐。如果艾灸会阴穴不方便，可以灸长强穴，长强穴就是尾椎骨，但是会阴穴最直接，可以和百会穴一起灸。这种方法可以使脑水肿昏迷的催醒，但是解决不了根本问题，因为肿瘤没解决。

这种患者痰很重，胶质瘤的患者表现为一个典型痰重的体质，要加强化痰，要用大剂量的生南星、生白附子。化痰对胶质瘤很重要，比如说白金丸里的郁金就可以透过血脑屏障，白矾化痰，来自侯氏黑散。脑瘤发生的部位不一样，可以根据不同的部位去用引经的药。脑瘤在两侧是少阳经，可以酌加侯氏黑散就可以降低颅压。头顶部位是厥阴经，吴茱萸也有抗肿瘤的作用，对发生在巅顶的肿瘤最有效，也就是《伤寒论》的吴茱萸汤。还有像鬼臼这些药有些效果，但是现在都很少用了，因为可用西医的化疗药。

另外，胶质瘤的患者有一个特点，患者目光暴露，他看人的眼睛目射精光，他的眼神和正常人不一样，他的精神是不内守的，他的气血更多地是往脑子上走，要让患者的气血下沉下去。

学生：老师好，我有个患者小肠间质肉瘤，3年前做过手术，吃靶向药至今，肿瘤控制得很好，他是教师，他右手的小肠经非常酸痛，请问这该如何处理？

老师：小肠间质瘤补脾有效。因为小肠是中医说的脾，我们讲补脾有用的肿瘤，恰恰把小肠间质瘤给漏掉了。如果患者写字的时候手很酸，就说明他还有外证，什么叫外证？胸腹腔之外的症状叫外证。桂枝汤就是脾虚的外证，理中汤就是脾虚的内证，内证就是胸腹腔里头的病症，《伤寒论》不是经常讲外证吗？"外证未解"就是手脚躯体有症状，内证就是内脏有病症。小肠间质瘤发生在小肠，属于中医脾的内脏，这种人常常出现腿酸、手酸，那就是外证，内证和外证治疗的方有点不一样，脾虚的外证一般都是用桂枝汤，或者是桂枝加芍药生姜人参新加汤，可以在桂枝加芍药生姜人参新加汤的基础上化裁。因为脾主肌肉，可以加点白术之类的，再加上治肿瘤的药就有效。相对来说这个病不那么难治，因为大部分小肠间质瘤恶性程度都不是很高，是一个比较好治的肿瘤，它的治疗方法和治胃癌的方法有点相通。

学生：谢谢老师！我再请问一下，靶向药需要继续吃吗？

老师：当然需要，中药只是降低它复发概率的手段之一，肿瘤会死人的，所有对他有帮助的手段都可以用上，只要这些手段不相互拮抗，不相互叠加，不浪费钱，就都可以用。中药可以降低恶性肿瘤复发概率约20%，西医降低20%，联合起来就能降低40%。西医的癌症治愈总共也才70%，就说明恶性肿瘤还是会复发，复发会导致患者死亡。除非患者受经济条件所限，所以，我是特别反对排斥西医的。

学生：请问老师胰腺癌的中医治疗，您提到用甘露消毒丹加减，具体的加减请老师再讲一下。

老师：十五加甘露消毒丹：十五加薏苡仁与木香（茵陈30g，白豆蔻6g，藿香9g，黄芩9g，薏苡仁90g，木香9g，龙葵30g，制商陆9g，治疗胰腺癌），还讲了这个基础方上怎么加减，合上加味矾石硝石散，还可以加郁金。为什么选木香而不用陈皮呢？木香能止痛，陈皮不能止痛。止痛最好的是青木香，它含马兜铃酸，已经不用了。木香能够利胆扩胰，陈皮不行。木香能够走胰腺，去看老中医的清胰汤，它里面就用木香。胰腺癌的好多方里面都有木香。为什么加木香？木香配郁金，木金丸。这两个药都能走胆道和胰腺，作用大大增强。每个药都是有选择性的。为什么用商陆呢？胰腺癌硬度增加，考虑到商陆的软坚作用等。

学生：请老师讲一下胆囊息肉该怎么治疗。

老师：胆囊息肉首先要明确是不是癌症。息肉快速生长，有可能是胆囊癌。息肉是一个形态学的诊断，它可能是癌症，可能是炎症，可能是腺瘤。如果是癌症就需要注意。胆囊息肉可用五酸缓肝汤，治疗胆道疾病的，就把它（济生乌梅丸）合进去，就治胆囊息肉。开音散是专门治疗声带的，把它合进去就治疗声带的息肉。如果是宫颈的息肉，那就是带下的病，把参苓白术散合进去。不一定非得用参苓白术散，里边的扁豆、山药可治疗消化道疾病，山药治疗便溏，人家现在是白带，就说不一定一个药都不变，根据白带的方，学过妇科都知道怎么处理。用参苓白术散主要是因为带下属脾，白术通带脉，带脉通太阴经，要用太阴经的药白术、薏苡仁。肠道的息肉从肠道去治，要看大便是稀溏，还是干结。如果便秘就可以用芍药汤合上乌梅丸。根据病位情况，可以合方治疗。济生乌梅丸方不能变，还是要直取其病。

学生：有一患者肺癌脑转移，我用泽漆汤给他治疗，也有走路困难的问题，我想到可能是他的脑癌压迫他的脚，我用火针在他头部给他治疗，他的腿就有些好转，他在中国台北某医院治疗的，脑癌的细胞质白化，只剩下细胞膜，细胞膜萎缩了就结痂，结痂有时候也会压迫他的脚，他的脚比较会不好动，这种情况，他已经结痂了，我们要怎么治疗？

老师：脑肿瘤有几个原因会导致肢体运动困难，一是肿瘤占位，压迫了控制中枢；一是水肿，肿瘤周围的水肿也压迫到它。有些治疗，比如射波刀治疗以后局部形成瘢痕，局部形成纤维组织。纤维组织要用抗纤维化的药，五通汤是专门用来抗纤维化的。如果是脑水肿，要脱水，中医的吴茱萸汤就能脱水，再加大剂量的土茯苓、夏枯草帮助脱水。缩小脑肿瘤能缓解患者的肢体症状。这个就看在哪一个部位。比如脑水肿，肿瘤占位，针刺同一体表反射区传到中枢去，患者的症状也可以缓解一点。需要看 NCCN 西医关于原发性脑肿瘤的指南，了解这个疾病的发生、发展、预后，才能够真正地、更好地认知它。否则你讲出来的关于疾病的描述，用的词都是非常不专业的。要想研究肿瘤，一定要看西医的指南，一定要了解西医的这个疾病，它的发生、发展的过程和转归。包括西医放疗，究竟是什么影响的，为什么放疗会导致血象降低，导致血象降低是哪几个原因，什么是西医不能纠正的？放疗以后，骨髓造血功能低下障碍，导致再生障碍，什么原因？除了影响造血干细胞，还有比如导致骨髓的纤维化，中医有办法没有？针对性理解肿瘤的疾病，才能真正地解决很多难治的问题。我这两天讲得不够，如乌梅丸可以治疗息肉，胆囊息肉。什么样的息肉，多大的息肉，需不需要西医手术治疗。如果是一个胆道癌、胆囊癌，表现为息肉，患者吃了几个月的药，最后胆囊癌突破了胆囊壁，侵犯了周围的组织，手术不能根治，最后就是死。如果患者及时做手术，结果就是生存。患者不看中医生存了，看中医死了。西医指南写得非常清楚，但是我们不知道，导致把一个可以根治的患者最后治死了。如果一个胆囊息肉，它的表现可能是胆囊癌的话，这时肿瘤很局限，直接做手术就可以。但是我们中医看到是息肉诊断，并不知道息肉的诊断意味着什么。比如乳腺增生，1、2、3、4级，4A、4B、4C，有的中医根本不知道 1、2、3、A、B、C 代表什么意义。不知道分级的，最后一级是高度怀疑乳腺癌的，那要马上当癌症去处理，而不是当乳腺增生，给她开治疗乳腺增生的药。这是为什么中医一定要学习西医指南的原因。

学生：请问化疗、放疗、靶向治疗后，会出现手足麻木，有些靶向治疗后会起皮疹，如何辨证治疗比较好？

老师：皮疹的问题讲过了。靶向药物引起的皮疹西医也有一套完整的指南。中医处理需要看什么影响它的靶向治疗，什么时候该停，需看它的指南。化疗药物导致的神经炎，神经炎发生以后，处理的越迅速，效果越好。如果化疗以后半年，患者再来治手脚麻，此时神经炎的治疗基本无效。化疗10天以后可出现神经炎，而且下一次治疗前还需要给药。神经炎的代表方，黄芪桂枝五物汤，效果不是很好，需要加味，加鸡血藤30～50g，或加地龙，处理神经炎的效果很显著。关键的核心是及时、快速处理。如果神经炎化疗停了半年以后再来处理，真的不用开药，过了时间处理效果不好。

学生： EB病毒感染和伯基特淋巴瘤有关。舌苔比较厚的时候用薏苡仁治疗淋巴瘤，伯基特淋巴瘤恶性程度很高，占的比例并不大，想请教老师其他的恶性淋巴瘤应该如何治疗？此外，老师讲到像蝉蜕这类中药含有激素，恶性淋巴瘤的化疗方案CHOP方案里面的P就是激素，请问淋巴瘤的患者可以使用蝉蜕吗？

老师： CHOP里面的P是皮质激素，泼尼松，拟泼尼松样的中药是甘草，中药里边的甘草可以当泼尼松使用。化学成分甘草酸是泼尼松的类似物，蝉蜕诱生的是干扰素。干扰素对淋巴瘤也有效。它和泼尼松不一样，作用于不同的渠道。除了伯基特淋巴瘤，其他的淋巴瘤和EB病毒没有关系。淋巴瘤本身是B细胞的活化，要想治疗淋巴瘤就要抑制B细胞的活化。B细胞活化的患者有免疫漂移。皮质激素抑制免疫应答，抑制体液免疫。低皮质激素的人容易发生B细胞活化，所以CHOP方案里边有激素。什么叫作低皮质激素？中医叫肾阳虚，要从肾阳上去治疗用附子。考虑B细胞的特性，要学免疫学。"中医免疫学"是讲哪些能够抑制B细胞，大家可以去看一路健康上"中医免疫学"的课。淋巴结长在体表，本质是阳虚，体表的症状是太阳，太少两感，淋巴结分布在体表的侧面，合并少阳，选择针对B细胞的药去治，中医治疗淋巴瘤效果较好。哪些药作用于B细胞呢？去听"中医免疫学"。秦艽、徐长卿、黄芩、豨莶草、鸡血藤、郁金、细辛，都可以作用于淋巴细胞，还有蝉蜕、甘草，还有一些针对淋巴结长的部位，比较特殊的，逍遥蒌贝散，瓜蒌、贝母、僵蚕配牡蛎，夏枯草配仙鹤草等。每一个肿瘤的治疗，它都是一套。单纯淋巴瘤，就可以写一本书。真要去了解这个疾病，大体上是以麻黄附子细辛汤加减，但不一定用麻黄，可以用其他的药调节免疫。比如防风能调节免疫，走表的药影响免疫的多。不用麻黄，还叫太少两感吗？人参败毒饮里也没有麻黄。很多药可以取代麻黄。简单地说就是麻黄附子细辛汤的基础上加减，考虑到调节免疫的药，考虑到局部的肿瘤，加僵蚕，加牡蛎，加瓜蒌，加天南星，加土贝母等。如果知道 B 细胞的特性，那药的选择面就很广了。好大一部分淋巴瘤，中医可以治愈。

学生： T 细胞淋巴瘤在皮肤上有一种的特殊的表现，老师提到重用厚朴可以处理皮肤病。T 细胞淋巴瘤的预后和恶性程度比较高，它的用药会跟 B 细胞淋巴瘤不一样，或者说它侵犯骨髓，晚期淋巴瘤，可不可以考虑用三才封髓丹之类的药？

老师： 三才封髓丹对淋巴瘤白血病的效果不好，三才封髓丹治粒细胞白血病。淋巴瘤有 T 细胞淋巴瘤，它的皮肤改变是典型的蕈样霉菌病。蕈样霉菌病很多时候当成皮肤病来治，治来治去治不好，然后推荐患者做皮肤的活检，才发现这个根本不是皮肤病，这个是癌症。蕈样霉菌病可以成局部苔藓样增生，长得和象皮似的，皮肤很厚，很粗糙，还有脱屑的，蕈样霉菌病的治疗和 B 细胞淋巴瘤的治疗有点区别。蕈样霉菌病的治疗，热象较多见，伏火要多些，它仍然是抑制免疫细胞，不过一个是抑制 B 细胞，一个是抑制 T 细胞。T 细胞是监测细胞免疫的，T 细胞数量增加往往表现的是热象多些，皮损多一些。B 细胞数量增加，寒象重一些。选药时候有点区别。比如秦艽偏凉，在 B 细胞淋巴瘤就很少用，也可以用，但不会把它当作首选，T 细胞淋巴瘤上用的就多。T 细胞的蕈样霉菌病要用调节免疫走皮肤的药，才会有显著的疗效。走皮肤的药不见得都调节免疫。影响免疫调节的走皮肤的药，比如羌活对免疫细胞皮肤病的调节作用就不强，而防风就有很明显的作用。同样都走皮，丹皮对热性的皮肤改变有抑制作用。它含丹皮酚和芍药苷。里边的芍药苷能抑制免疫应答。知母和秦艽的共性是能调节激素的分泌。甘草是外源性的补充激素，知母和秦艽能够内源性地调节激素的分泌。如果 T 细胞淋巴瘤表现为阳虚的，一个常见的配伍，附子配知母。桂枝芍药知母汤里边附子配知母。B 细胞的很少这么用。

学生：骨髓移植后的患者继发再生障碍性贫血，老师会用大补肾阳来处理吗？因为它和多发性骨髓瘤还是有点差别。

老师：骨髓再生受 3 个常见因素的影响，第一，造血干细胞的功能；第二，骨髓的微环境，微循环影响骨髓的微环境；第三，雄性激素水平，男性的血细胞多。原发性的再生障碍性贫血，就从这 3 方面来处理。造血干细胞的问题属于肾，肾主骨藏精，要大补先天。骨髓微环境的问题，主要是瘀血，或者纤维组织增生，放疗主要是导致纤维组织增生，化疗主要是导致瘀血，纤维组织增生也是属于瘀血的范畴，只不过它入络需用些活血通络的药。原发的再生障碍性贫血都是雄激素水平低，继发的经过治疗以后也会影响它的雄激素水平，对原发的再生障碍性贫血，我们会选择提高雄性激素水平的药物。对继发性再生障碍性贫血，还是从能够影响 B 细胞淋巴瘤的药物，可能可以对它的激素水平有影响的，比如附子配地黄，金匮肾气丸的配伍。要是原发性的再生障碍性贫血，不选附子而选淫羊藿、鹿茸，相当于直接上雄激素了。服用鹿茸要注意服用方法，要不服了之后上火。基本上是这 3 条：造血干细胞功能、骨髓微环境、内源性激素水平。不仅雄激素促进造血，雄激素是核心，皮质激素也可以帮助它，雄激素水平是造血功能低下的一个核心激素水平。还可不可以选点其他的？可以选择既入精血又能提高雄激素水平的枸杞子。"离家千里不食枸杞"，枸杞子吃了之后提高性欲，它的原因就是含有雄性激素，促进雄性激素的分泌。原发的再生障碍性贫血和血液系统肿瘤有关系，最终可以转化为急性再生障碍性贫血，最后可能和白血病也有关系。原发性的再生障碍性贫血，中医治疗效果也还可以，治疗慢性再生障碍性贫血比西医效果好。三系降低，刺激每一系的药物都不同，讲止血饮时讲过，血小板低，白细胞低，红细胞低怎么办。

二、缩略词表

血小板衍生因子	Platelet derived growth factor	PDGF
表皮细胞生长因子	Epidermal growth factor	EGF
白细胞介素 -6	Interleukin-6	IL-6
组织因子	Tissue factor	TF
尿激酶	Urokinasetype plasminogen activator	uPA
美国国家综合癌症网络	National Comprehensive Cancer Network	NCCN
总前列腺特异性抗原	Total prostate specific antigen	TPSA
热休克蛋白	Heat shock proteins	HSP
抗利尿激素分泌失调综合征	Syndrome of inappropriate secretion of antidiuretic hormone	SIADH
幽门螺旋杆菌	Helicobacterpylori	HP
环磷酸腺苷	Cyclic adenosine monophosphate	cAMP

参考文献

[1] Dan C，Rui C，He J，et al. Synergetic effects of aqueous extracts of Fuzi (Radix Aconiti Lateralis Preparata) and Tubeimu (Rhizoma Bolbostemmatis) on MDA-MB-231 and SKBR3 cells[J]. 中医杂志（英文版），2016，36(1)：5.

[2] 牛静秀，应简子，吴晓静，等 . 温化胶囊对人肝癌细胞株 Bel-7402 凋亡的作用 [J]. 生物医学工程与临床，2015(3)：4.

[3] 闫祝辰 . 温化胶囊对人乳腺癌 MCF-7 和 T-47D 细胞株细胞增殖和细胞周期的影响 [D]. 天津： 天津医科大学，2006.

[4] 吴雄志，陈丹 . 温化胶囊对人早幼粒白血病细胞株 HL-60 增殖的影响研究 [J]. 中医药学刊，2004，22(9)：2.

[5] Liu X H，Man Y N，Wu X Z .Recurrence Season Impacts the Survival of Epithelial Ovarian Cancer Patients[J]. Asian Pacific Journal of Cancer Prevention Apjcp，2014，15(4)：1627.

[6] Zhu C H，Liu X H，Cao R，et al.Proposal of new classification for postoperative patients with hepatocellular carcinoma based on tumor growth characteristics，World J Gastroenterol，2013，19：5534-5541.

[7] Huang S L. Clinical study on the treatment of acute promyelocytic leukemia with Composite Indigo Naturalis tablets[J]. Chin J Hematol，1995；16：26－28.

[8] 复方黄黛片 II 期临床试验协作组 . 复方黄黛片治疗初诊急性早幼粒细胞白血病的 II 期临床试验 [J]. 中华血液学杂志，2006，14(6)：23.

[9] Xiang Y. The influence on long-term survey of the patients with acute promyelocytic leukemia treated with compound huangdai tablets and chemotherapy[J]. Chin J Clin Hematol，2007；16：204－206.

[10] Rui C，Hong Z，Jie G，et al. A Novel Pharmacological Method to Study the Chinese Medicinal Formula Hua-Zheng-Hui-Sheng-Dan[J]. Evidence-Based Complementray and Alternative Medicine，2015，2015：1-11.

彩　图

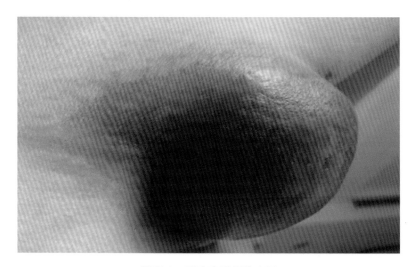

彩图 1　乳腺癌局部肿瘤图

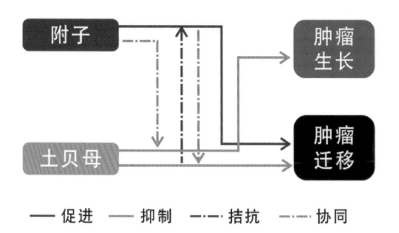

—— 促进　—— 抑制　—·— 拮抗　—··— 协同

彩图 2　附子与土贝母抑制肿瘤作用关系示意图

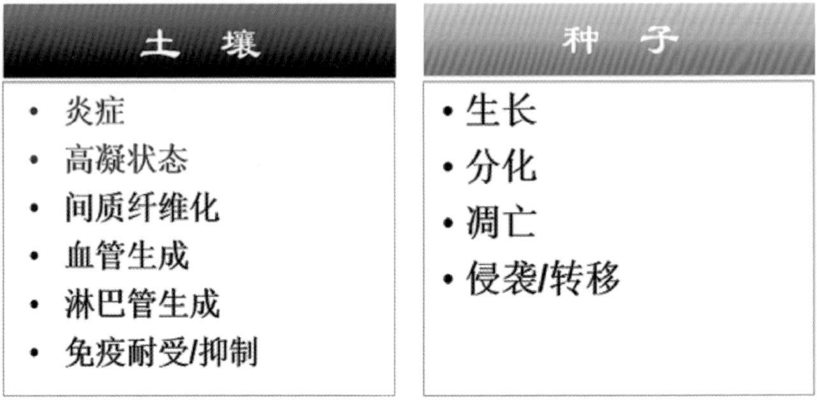

土 壤	种 子
• 炎症 • 高凝状态 • 间质纤维化 • 血管生成 • 淋巴管生成 • 免疫耐受/抑制	• 生长 • 分化 • 凋亡 • 侵袭/转移

彩图 3 肿瘤的种子与土壤的关系示意图

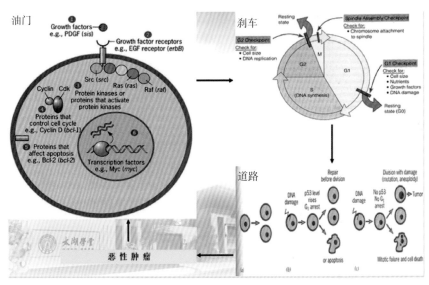

彩图 4 肿瘤驱动机制异常示意图

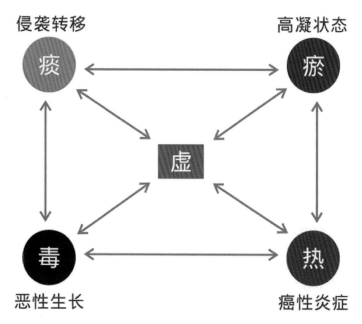

彩图 5 肿瘤的中医基本病机示意图

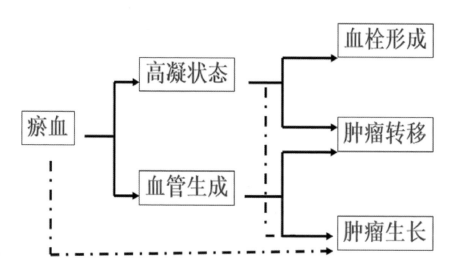

彩图 6 高凝状态对肿瘤的影响示意图

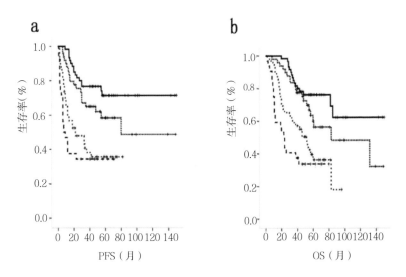

彩图 7 不同浓度血小板、D-dmer、FIB 对卵巢癌患者生存期的影响

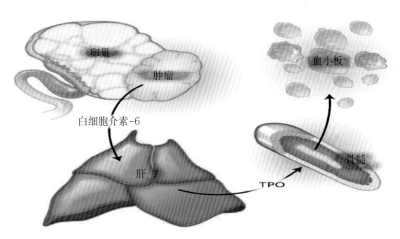

彩图 8 TPO、血小板与肿瘤之间的关系示意图

（引自 Tone RL,et al. Paraneoplastic thrombocytosis in ovarian cancer[J]. N Eng J Med, 2012,366:610-618. ）

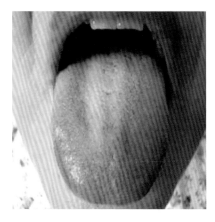

基本正常的舌苔

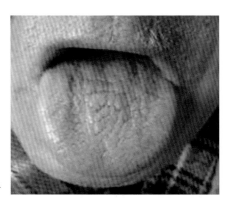

青紫舌

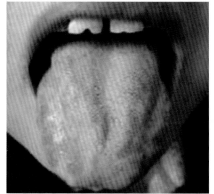

瘀斑舌

彩图 9　肿瘤患者的舌象

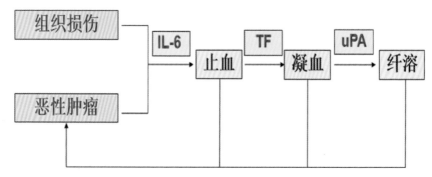

彩图 10　纤溶系统与恶性肿瘤的关系示意图

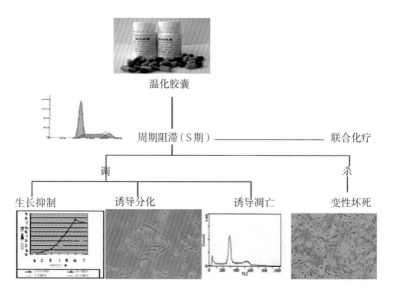

彩图 11　肿瘤的"调"与"杀"的关系示意图

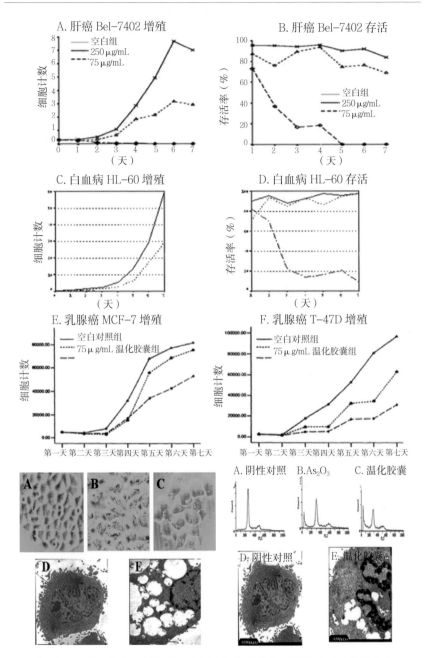

彩图 12　附子与土贝母单用和联用（温化胶囊）对不同肿瘤细胞的作用

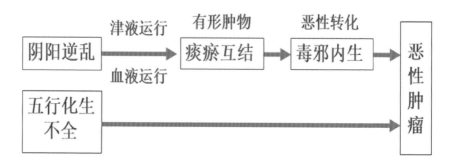

彩图 13　肿瘤发生的基本病机示意图

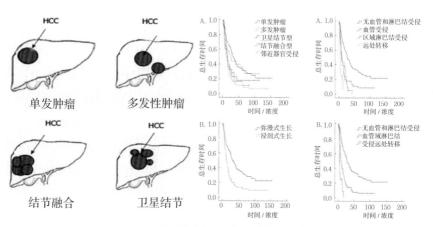

彩图 14　不同位置肝癌的预后关系示意图

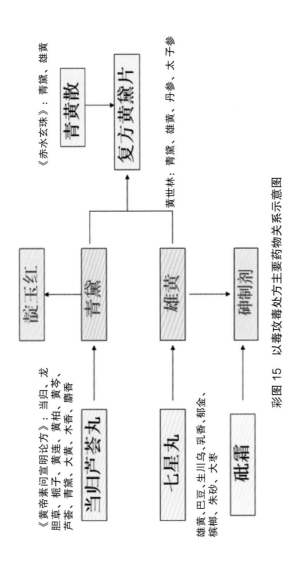

彩图 15　以毒攻毒处方主要药物关系示意图

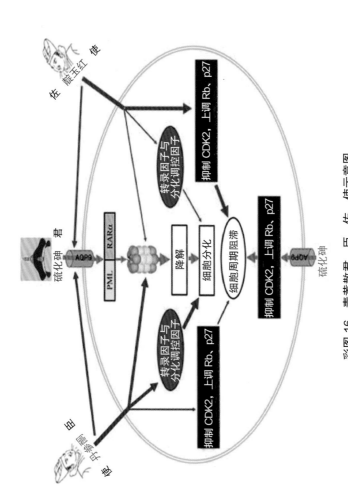

彩图 16　青黄散君、臣、佐、使示意图

（引自 Wang L, et al. Dissection of mechanisms of Chinese medicinal formula Realgar–Indigo naturalis as an effective treatment for promyelocytic leukemia.Proc Natl Acad Sci U.S.A, 2008; 105: 4826–4831.）

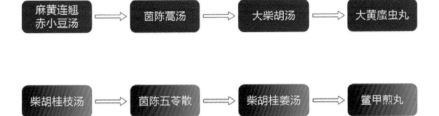

彩图 17　慢性肝病方剂变化趋势示意图

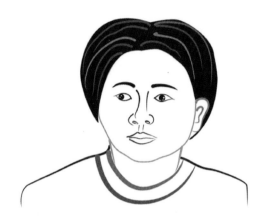

彩图 18　太阴体质示意图

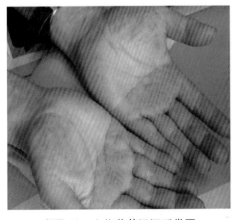

彩图 19　六物黄芩汤证手掌图

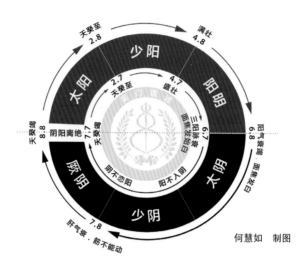

何慧如　制图

彩图 20　六经化生示意图

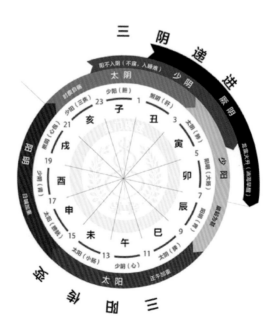

彩图 21　六经欲解时示意图

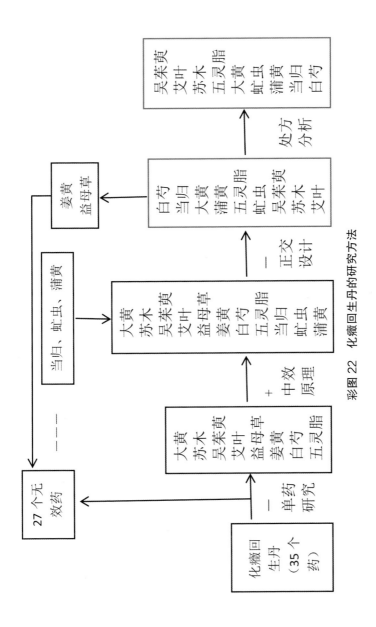

彩图 22　化癥回生丹的研究方法

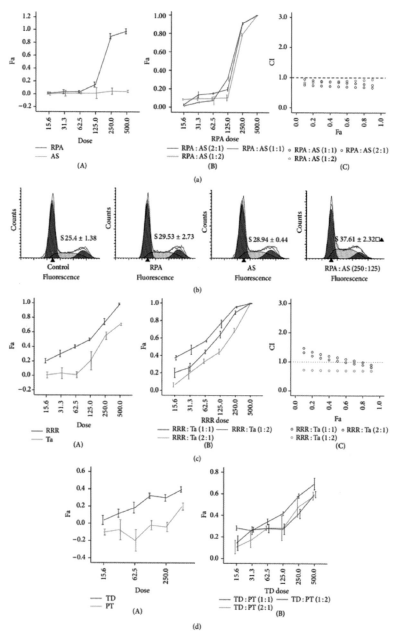

彩图 23   化癥回生丹的拆方研究

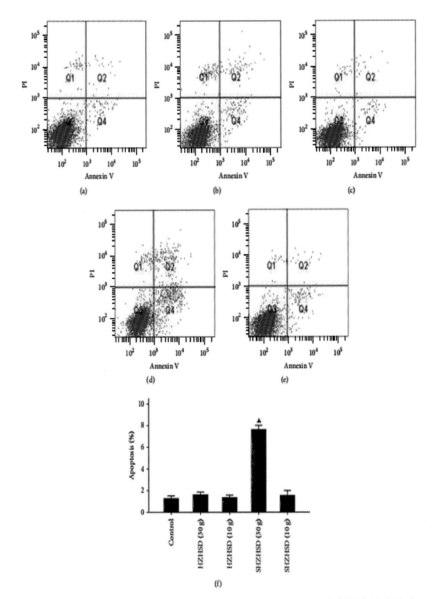

彩图 24　化癥回生丹（HZHSD）与减味回生汤（SHZHSD）的体外抑瘤实验

书稿整理说明

　　此书依据吴雄志老师在一路健康 App 的教学视频整理而成，为"肿瘤六经辨证法 2.0"并参考吴雄志老师在中国台湾讲解"肿瘤六经辨证法 1.0"的文字整理版，该课程亦是太湖学堂博士班必修课程。在您学习本书的过程中，建议与一路健康 App 视频课程同步学习。具体步骤：下载一路健康 App，安装并登录→太湖学堂→博士班→肿瘤六经辨证法 2.0。同时肿瘤教研室在微信平台开通"肿瘤六经辨证"小班，欢迎各位开通课程的学员参与学习。

　　由于文字整理的局限性，部分视频的内容并未完整呈现，请以 App 教学视频为准。另外，由于整理者的水平有限，书中不免有曲解及错讹之处，如您发现错误，可发送至邮箱 371236668@qq.com，我们将在后续版本中及时改正。

　　本书整理人员均为志愿者，大家利用业余时间整理、校对，历经半年多的时间完成此书，在此诚挚感谢每位志愿者的辛勤劳动！

　　1. 文字录入及一校人员（排名不分先后）：钟作超、周友成、沈龙琳、赵晓丽、董桂茜、郭芝冰、张秀敏、徐旭峰、张炜、李向林、陈子重、陈丽洁、曹能祥、欧阳冀琪、付艳丽、程培育。

　　2. 二校人员：程培育。

　　3. 三校人员：沈佳、程培育。

　　4. 图片组人员：沈佳、王艺晓。

　　5. 出版组人员：刘丽。

　　此外，在本书整理过程中，尚有很多志愿者的默默支持与无私奉献，在此一并表示感谢！